Hämatologie und Onkologie

Hämatologie und Onkologie

Ursula Vehling-Kaiser, Florian Kaiser, Ulrich Kaiser

Ursula Vehling-Kaiser
Florian Kaiser
Ulrich Kaiser

Hämatologie und Onkologie

Basics für medizinisches Fachpersonal und Pflegeberufe

9., vollständig überarbeitete und erweiterte Auflage

hogrefe

Dr. med. Ursula Vehling-Kaiser
PD Dr. med. Florian Kaiser
Dr. med. Ulrich Kaiser

Kontakt: info@vehling-kaiser.de

Bibliografische Information der Deutschen Nationalbibliothek
Die Deutsche Nationalbibliothek verzeichnet diese Publikation in der Deutschen Nationalbibliografie; detaillierte bibliografische Daten sind im Internet über http://www.dnb.de abrufbar.

Verantwortliche Person in der EU: Hogrefe Verlag GmbH & CG, Merkelstraße 3,
37085 Göttingen, info@hogrefe.de.

Anregungen und Zuschriften bitte an den Hersteller:
Hogrefe AG
Lektorat Pflege
Länggass-Strasse 76
3012 Bern
Schweiz
Tel. +41 31 300 45 00
info@hogrefe.ch
www.hogrefe.ch

Lektorat: Jürgen Georg, Johanna Brauer
Redaktionelle Bearbeitung: Martina Kasper
Herstellung: René Tschirren
Umschlagabbildung: Onufzak, Landshut
Umschlaggestaltung: Verlag Hogrefe AG, Bern
Satz: punktgenau GmbH, Bühl
Druck und buchbinderische Verarbeitung: Finidr s.r.o., Český Těšín
Printed in Czech Republic

9. vollst. überarb. u. erw. Auflage 2025

(E-Book-ISBN_PDF 978-3-456-96375-4)
(E-Book-ISBN_EPUB 978-3-456-76375-0)
ISBN 978-3-456-86375-7
https://doi.org/10.1024/86375-000

Inhaltsverzeichnis

Widmung

Für Felix, der so geduldig und tapfer ausharrt.

Vorwort

Liebe Leserinnen und Leser,

das vorliegende Buch vermittelt Ihnen „Basics“ im Fachbereich Hämatologie und Onkologie.

Die Bundesärztekammer hat ein 120-stündiges Fortbildungs-Curriculum für medizinische Fachangestellte und Arzthelfer in der Onkologie entwickelt.

Im Rahmen unserer Referententätigkeit in den entsprechenden Fortbildungskursen wurde der Wunsch an uns herangetragen, ein begleitendes Kursbuch zu verfassen.

Dabei haben wir uns darum bemüht, entsprechende Informationen in knapper und anschaulicher Form zu vermitteln. So hilft dieses Buch Ihnen dabei, die Kursziele durch persönliche, gezielte Nacharbeitung zu erreichen.

Selbstverständlich kann unser Basisbuch auch von Pflegekräften und medizinischen Facharzthelfern während ihrer beruflichen Tätigkeit im onkologisch/hämatologischen Bereich genutzt werden, um sich schnell Informationen über die jeweiligen Teilbereiche zu verschaffen.

Bedanken möchten wir uns bei unserer Co-Autorin Dr. Ana Hoffmann, Herrn Onufszak für die Unterstützung bei der Erstellung der Abbildungen und insbesondere unserer Chefsekretärin und rechten Hand Birgit Bochnia-Rieder, die alle entscheidend zum Gelingen dieses Buches beigetragen haben.

Wenn es diesen „Basics“ aus Hämatologie und Onkologie gelingt, Ihr Interesse an der Versorgung onkologischer/hämatologischer Patienten und Palliativpatienten zu wecken sowie weiter zu vertiefen, haben wir unser Ziel erreicht.

Mit dem vorliegenden Buch wird für Personen und personenbezogene Substantive das generische Maskulinum zur bestmöglichen Lesbarkeit bzw. zum bestmöglichen Textverständnis angewendet, ohne zu werten oder Einzelne zu diskriminieren.

Viel Spaß beim Lesen und Lernen wünschen Ihnen
Dr. Ursula Vehling-Kaiser, PD Dr. Florian Kaiser, Dr. Ulrich Kaiser

1
Grundlagen der Hämatologie und Onkologie

Bösartige Erkrankungen lassen sich in zwei große Gruppen unterteilen – die hämatologischen und die onkologischen Erkrankungen. Demzufolge tragen die medizinischen Teilgebiete der Inneren Medizin, die sich mit diesen Erkrankungen beschäftigen, die Namen Hämatologie und Onkologie.

Hämatologie leitet sich vom Griechischen ab. Wir finden in diesem Wort zwei griechische Wörter wieder:
„logos" → = die Lehre
und
„haima" → = das Blut,
also:
Hämatologie → = die Lehre vom Blut.

Erste Berichte über die Entstehung der Blutzellen liegen von 1840 vor und es war am 10. Oktober 1868, als erstmals von einem Wissenschaftler namens Franz Ernst Christian Neumann ein medizinischer Artikel über die Entstehung des Blutes im Knochenmark erschien.

Im Laufe der folgenden Jahre wurden neben der Entwicklung des Blutes aus dem Knochenmark viele Erkrankungen aus der Hämatologie beschrieben. Diese Erkrankungen können wir mit den uns heute zur Verfügung stehenden Techniken eindeutig diagnostizieren und viele von ihnen auch behandeln.

Die häufigsten hämatologischen Erkrankungen sind:
- Anämie = Erkrankung der roten Blutzellen (Blutarmut)
- Akute und chronische Leukämie = Erkrankungen der weißen Blutzellen
- Thrombopenie und Thrombozytose = Erkrankungen der Blutplättchen
- Multiples Myelom (Plasmozytome) = Erkrankungen der Plasmazellen
- Lymphome = Erkrankungen des Lymphsystems/der Lymphknoten.

Onkologie leitet sich ebenfalls aus dem Griechischen ab. Hier findet sich das Wort
„logos“ → die Lehre
und
„onkos“ → die Geschwulst,
also:
Onkologie → die Lehre von den Geschwülsten (= solide Tumoren).

Einer der ersten Wissenschaftler, der sich mit der Entstehung der Geschwülste beschäftigte, war ein Pathologe namens Rudolf Virchow, der in einem 1871 erschienenen Lehrbuch mit dem Namen „Zellularpathologie“ auf den zellulären Ursprung der Tumoren hinwies (Virchow, 2016).

Die Onkologie umfasst solide Tumore, die von zwei großen Gewebegruppen abstammen: dem Epithelgewebe und dem Bindegewebe.

Tumoren aus dem Epithelgewebe heißen *Karzinome* – wieder ein Name griechischen Ursprungs:
„carcinos“ = die Krabbe, der Weberknecht.

Beispiele für Karzinome sind: Brustkrebs (Mammakarzinome), Darmkrebs (Kolon- und Rektumkarzinome) oder die Plattenepithelkarzinome (wie wir sie im Bereich von Hals, Nasen und Ohren – HNO – oder der Zervix finden).

Tumoren, die aus dem Bindegewebe entstehen, heißen *Sarkome* (= fischfleischähnlich). Beispiele für Sarkome sind: Knochen-, Muskel- und Weichteiltumoren (z. B. Osteosarkome, Ewing-Sarkome oder Rhabdomyosarkome).

Eine eigene Gruppe bilden zum einen die Gehirntumoren, die sich in die etwas weniger bösartig verlaufenden *Astrozytome* und in die sehr bösartig verlaufenden *Glioblastome* unterteilen lassen, und zum anderen die Hauttumoren. Bei diesen unterscheidet man die relativ gutartigen Basaliome, die relativ günstig verlaufenden Plattenepithelkarzinome und die in der Regel sehr bösartig verlaufenden malignen Melanome (schwarzer Hautkrebs).

Das Charakteristikum aller soliden Tumoren ist deren Fähigkeit, Metastasen (Filiae = Tochtergeschwülste) zu bilden. Diese bestehen aus denselben Zellen wie der Ursprungstumor.

Es lassen sich unterschiedliche Metastasierungswege beschreiben, d. h. Wege, über die sich die Metastasen ausbreiten:

- hämatogen – über den Blutweg
- lymphogen – über das Lymphsystem
- Abtropfmetastasen – Tumorzellen tropfen auf andere Organe (wie in einer Tropfsteinhöhle, z. B. der Krukenberg-Tumor)

- Metastasenbildung per continuitatem – Einwachsen des primären Tumors in Nachbarorgane.

Im Körper gibt es sogenannte Filterorgane, in denen sich Tumorzellen sehr gut festsetzen und wachsen können. Dieses sind insbesondere Lunge, Leber, Knochen und Lymphknoten. Auf die Metastasenorte und deren Besonderheiten wird später noch genauer eingegangen.

2 Tumornachweismethoden

Bei der näheren Beschäftigung mit der Gruppe der bösartigen Erkrankungen stellt sich zunächst die Frage: „Wie erkenne ich denn diese Erkrankungen?"

2.1 Klinik

Damit kommen wir zu den Tumornachweismethoden: An erster Stelle von diesen steht das klinische Bild, das der jeweilige Patient aufweist. Bei den onkologischen Erkrankungen tastet der Patient häufig selbst zunächst einen Knoten, z. B. in der Brust, in der Achselhöhle, am Bein oder im Mundbereich. Einige andere Tumoren wie Darmkrebs oder Gebärmutterhalskrebs machen sich durch eine Blutung bemerkbar. Pankreaskarzinome fallen häufig erst sehr spät durch starke Rückenschmerzen auf. Bei Bronchialkarzinomen stehen in der Regel Husten und Auswurf im Vordergrund. Bei manchen Patienten, bei denen der Tumor z. B. schon Lebermetastasen gesetzt hat, finden wir als erstes klinisches Symptom die Gelbsucht (Ikterus) und einen oft quälenden Juckreiz (Pruritus).

Hämatologische Erkrankungen können sich bei bösartigen Erkrankungen des Lymphsystems durch geschwollene Lymphknoten oder eine vergrößerte Milz zeigen (die normal große Milz ist beim Gesunden eigentlich nicht tastbar).

Leukämien führen zu Symptomen, die durch eine mangelnde Bildung normaler Blutzellen im Knochenmark gekennzeichnet sind:

- Symptome der *Anämie*: z. B. Müdigkeit, Blässe und Atemnot
- Symptome der *Leukopenie* (= verminderte Anzahl an weißen Blutkörperchen), z. B. Infekte, Pilzbefall z. B. im Mundbereich, Fieber, offene Wunden und Pneumonien (Lungenentzündung)

- Symptome der *Thrombopenie* (= verminderte Anzahl an Blutplättchen), z. B. Blutungen, Abszesse, Petechien (kleine punktförmige Hautblutungen) oder Hämatome.

Bei malignen Bluterkrankungen findet sich häufig die sogenannte B-Symptomatik (**Kap. 3.2**), welche das Auftreten von Nachtschweiß, Gewichtsverlust und/oder Fieber beschreibt.

2.2 Labor

Weitere diagnostische Möglichkeiten stellt uns das Labor zur Verfügung. Schon im Standardlabor finden wir Parameter, die auf ein Tumorwachstum hinweisen können:

z. B. erhöhte BKS (= Blutkörperchensenkung), v. a. beim multiplen Myelom; erhöhte LDH (Lactatdehydrogenase); erhöhte AP (alkalische Phosphatase), v. a. bei Leber- und Skelettmetastasen), auffällige Werte von Hb, Hämatokrit, Leukozyten und Thrombozyten sowie erhöhte Tumormarker, wie etwa:

- AFP – Hodentumor, Leberzellkarzinom
- Beta-HCG – Hodentumor, Keimzelltumor
- CA 125 – v. a. beim Ovarialkarzinom
- CA 15-3 – v. a. beim Mammakarzinom
- CA 19-9 – v. a. bei gastrointestinalen Tumoren
- CA 72-4 – v. a. beim Magenkarzinom
- CEA – ziemlich unspezifisch, da bei vielen Tumoren erhöht
- CYFRA 21 – v. a. beim nicht kleinzelligen Bronchialkarzinom
- NSE – v. a. beim kleinzelligen Bronchialkarzinom
- PSA – Prostatakarzinom
- SM-100 – v. a. beim Melanom.

2.3 Zytologie, Histologie, Genetik

Zytologie bedeutet, auf dem Objektträger ausgestrichene Zellen durch ein Mikroskop zu betrachten.

Diese Methode findet Einsatz bei der Untersuchung von Knochenmarkaspirat, Aszitespunktat, Pleurapunktat und Liquorpunktat und in seltenen Fällen kommt auch heute noch die zytologische Untersuchung des Primärtumors, gewonnen durch Punktion, infrage.

Verfeinert werden konnte die zytologische Untersuchung zusätzlich in den letzten Jahren durch die Bestimmung sogenannter Oberflächenmarker (z. B. CD20), durch die insbesondere spezielle Lymphomerkrankungen genau diagnostiziert werden können.

Eine sehr wichtige diagnostische Untersuchung ist die histologische Untersuchung des Tumors. Hierzu muss der Tumor (oder ein Teil des Tumors) entfernt und zum Pathologen geschickt werden.

Nach entsprechender Aufbereitung werden aus dem Tumor Schnitte angefertigt und diese unter dem Mikroskop untersucht. Durch sie kann nicht nur bestimmt werden, von welchem Gewebe der Tumor abstammt, sondern auch, ob der Tumor im Gesunden entfernt wurde oder ob noch Tumorzellen am Schnittrand vorhanden sind.

Außerdem ist es möglich, die Mitoserate (= Zellteilungsrate) der Tumorzellen zu bestimmen und so weitere Informationen über den Grad der Bösartigkeit (Aggressivität) des zugrunde liegenden Tumors zu erhalten.

Durch spezielle Färbungen kann auch im Rahmen der histologischen Untersuchung festgestellt werden, ob der Tumor spezielle, für ihn charakteristische Rezeptoren (z. B. Hormonrezeptoren wie Östrogenrezeptoren, Progesteronrezeptoren oder HER2/neu-Rezeptoren) enthält.

Zusätzlich stehen immunhistochemische Untersuchungsmethoden für histologische Präparate zur Verfügung, die zur weiteren Unterteilung der Tumoren hilfreich sind.

Ganz wesentlich für die Diagnostik ist insbesondere bei hämatologischen Erkrankungen die Untersuchung des Knochenmarks: Sie ist die durch Gewinnung eines Knochenmarkaspirates (zytologisches Präparat) und einer Knochenmarksstanze (histologisches Präparat) möglich und kann jede Erkrankung des Knochenmarks oder einen Befall des Knochenmarks durch verschleppte Tumorzellen eindeutig nachweisen.

Eine weitere in der Hämatologie und Onkologie wesentliche Untersuchung ist die Zytogenetik/Molekulargenetik. Diese spielt bei der Einteilung und Verlaufskontrolle von Leukämien und Lymphomen eine große Rolle, aber auch bei myeloproliferativen Erkrankungen. Im Bereich der Onkologie sind z. B. die BRCA-Gene für die Therapie und Prognose mancher Tumore entscheidend. Mehr dazu bei den entsprechenden Erkrankungen.

2.4 Bildgebende Verfahren

Unverzichtbar in der Diagnostik maligner Tumoren sind die „bildgebenden“ Verfahren.

Ohne schädliche Strahlenbelastung ist die in der täglichen Praxis häufig angewandte Ultraschalldiagnostik (Sonografie). Sehr gut geeignet ist dieses Verfahren zur Darstellung und Beurteilung von Größe und Struktur von Organen wie Leber, Milz, Gebärmutter und Nieren sowie für die Größenbestimmung von Lymphknoten.

Nicht dargestellt werden können luftgefüllte Organe, z. B. die Lunge. In den gut darstellbaren Organen können primäre Tumore, Metastasen, aber auch Zysten oder Hämangiome (Blutschwämme) gut ausgemessen und im Verlauf beurteilt werden. Insbesondere die neuen sogenannte multimodale Untersuchungstechniken sowie die Kontrastmittelsonographie (CEUS) erlauben eine immer bessere Beurteilung der Tumorvaskularisation und damit der Beschreibung der Tumoren.

Zusätzlich lassen sich mit der Ultraschalluntersuchung auch Aszites (Bauchwasser) oder ein Pleuraerguss (Wasser im Pleuraspalt, im Raum zwischen Lunge und Brustwand) nachweisen und, falls erforderlich, Punktionsstellen markieren. Moderne sehr kleine und gut transportable Ultraschallgeräte ermöglichen eine gute Diagnostik auch im häuslichen Bereich und werden heute regelmäßig im Rahmen palliativer Hausbesuche (spezialisierte ambulante Palliativversorgung) eingesetzt.

Während die Sonographie von unterschiedlichen Facharztgruppen durchgeführt werden kann, fallen die übrigen bildgebenden Verfahren der Tumordiagnostik in den Bereich der Radiologie.

Am 8. November 1895 erkannte der Physiker W. C. Röntgen im physikalischen Institut der Universität Würzburg die Bedeutung der Durchdringungsfähigkeit von Kathodenstrahlung, die er damals X-Strahlen nannte und die wir heute als Röntgenstrahlung kennen. Am 22. Dezember 1895 erstellte Röntgen das erste Röntgenbild – die Hand seiner Frau Anna Berta.

Mittlerweile können wir uns das „Röntgenbild“ aus der heutigen Diagnostik nicht mehr wegdenken. Ein Röntgen-Thorax ist für die Aufdeckung von Metastasen oder Tumoren unverzichtbar. Auch Knochentumoren werden häufig im Übersichtsröntgenbild diagnostiziert.

Ein besonderes Röntgenbild stellt die Aufnahme der Brust dar, die „Mammografie“. Hier wird, um ein möglichst genaues Bild zu erhalten, die Brust zwischen zwei Platten flach gedrückt – eine von Frauen allerdings häufig als unangenehm empfundene Prozedur. Die Mammografie stellt aber nach wie vor die beste Diagnosemöglichkeit für Brustkrebs dar und findet im Rahmen der bayerischen Screening-Untersuchung zur Früherkennung von Brustkrebs breite Anwendung.

1967 erfuhr die radiologische Diagnostik durch die Einführung des Computertomogramms (CT) einen weiteren Fortschritt. Mit dem CT können Schnittbilder (Tomogramme) vom gesamten Körper erzeugt werden. Das CT liefert v.a. wertvolle Informationen beim Aufspüren von Primärtumoren und Metastasen, insbesondere auch von Tumoren im Kopfbereich und im Mediastinum.

Während die Funktionsweise des CTs auf ionisierender Strahlung beruht, benutzt man beim „Magnetresonanztomogramm" (kurz MRT oder Kernspintomographie) die magnetische Resonanz von Atomkernen. Zwar ist der technische Hintergrund schon seit 1924 bekannt, die ersten MRT-Bilder vom Menschen wurden jedoch erst 1976 veröffentlicht. Ab 1983 zog das MRT in die Routinediagnostik ein und eignet sich durch die mehrdimensionale Darstellung insbesondere zum Nachweis von Tumoren in den Weichteilen, im Wirbelsäulenbereich und im Gehirn. Allerdings sind die Kosten für die Kernspintomografie wesentlich höher als für ein CT.

Eine weitere Entwicklung in der radiologischen Diagnostik stellt das Positronenemissionstomogramm (PET) dar, welches in Kombination mit einem parallel gefahrenen CT auch als PET-CT Anwendung findet. Mithilfe des PET ist es bis zu einem gewissen Grad möglich, gutartige von bösartigen Raumforderungen zu unterscheiden. Zusätzlich liefert das PET häufig wesentlich genauere Angaben über die Ausdehnung von Tumoren und Metastasen.

Die Skelettszintigrafie stellt ein weiteres diagnostisches Verfahren aus dem Bereich der Radiologie dar. Sie beruht auf der Applikation von 99n-Tc (Technetium)-markierten Phosphatkomplexen, die sich an das im Knochenmark vorhandene kristalline Hydroxylapatit anlagern. Die entstehende Gamma-Strahlung wird mittels einer Gamma-Kamera äußerlich gemessen. Die Skelettszintigrafie findet Anwendung in der Beurteilung des Knochenstoffwechsels und bei der Metastasensuche im Skelettsystem.

Zusätzlich wird zunehmend die Möglichkeit einer KI (künstlichen Intelligenz) in dem gesamten Bereich der „Bildgebung" angewandt. Die Entwicklung und Ergebnisse bleiben mit Spannung abzuwarten.

2.5 Endoskopie

Immer mehr werden die sogenannten endoskopischen Verfahren in die moderne Diagnostik miteinbezogen. Dazu gehören:

- Die Gastroskopie (Magenspiegelung): deckt Tumoren von Ösophagus, Magen und Dünndarm auf.

- Die Rektoskopie (Enddarmspiegelung) und die Koloskopie (gesamter Dickdarmbereich): weisen Analkarzinome, Rektumkarzinome und Kolonkarzinome nach.
- Die ERCP (endoskopische retrograde Cholangio-Pankreatikografie): Erkennen von Gallenblasenkarzinomen und Pankreaskarzinomen.
- Die Bronchoskopie: gibt Aufschluss über das Vorliegen von Bronchialkarzinomen.

Im Rahmen all dieser Verfahren können histologische Proben des jeweiligen Tumors entnommen und so eine sichere Diagnose ohne eingreifende Operation gewonnen werden.

Die Endosonografie ist eine innere Ultraschalluntersuchung, die z. B. zur Beurteilung des Magen-Darm-Kanals, der oberen Atemwege oder auch im gynäkologischen Bereich verwendet wird. Durch dieses Verfahren können Organwände, Lymphknoten oder auch benachbarte Organe beurteilt werden. Wichtig ist die Endosonografie im Bereich der Onkologie zur Feststellung von Wandinfiltrationen durch einen Tumor oder befallenen Lymphknoten.

3 Stadieneinteilung maligner Erkrankungen

Bei der Diagnose eines Tumors oder einer hämatologischen Erkrankung ist es sehr wichtig, die Ausdehnung zu kennen, um eine dem Tumorstadium entsprechende Therapie anbieten zu können.

3.1 TNM-System

Es gibt verschiedene Möglichkeiten, die Ausdehnung eines Tumors festzulegen. Die bekannteste und heute wichtigste ist die sogenannte TNM-Klassifikation:

T für die Tumorgröße

N für die Beurteilung regionärer (= benachbarter) Lymphknoten bezüglich des Befalls von Tumorzellen

M für Fernmetastasen.

Ein **X** hinter jedem dieser Buchstaben bedeutet, dass keine Information über die betreffende Ausbreitung vorliegt (z.B. NX = über einen Lymphknotenbefall liegen keine Informationen vor; Merke: X = „weiß nix").

Hinter dem Buchstaben **T** stehen jeweils Ziffern von 0 bis 4. Sie beziehen sich auf die Größe bzw. lokale Ausdehnung des Tumors (z.B. T1 = „kleiner Tumor"; T4 = „großer Tumor").

Gelegentlich finden sich hinter dem T die Buchstaben „**is**". Diese Buchstaben stehen für „Tumor in situ", d.h. hier ist nur ein sehr kleiner Tumor, lokal begrenzt, nachweisbar.

Hinter dem **N** stehen entsprechend **0** (z.B. N0 = kein Lymphknotenbefall) oder – je nach steigendem Befall der regionalen Lymphknoten – die Ziffern 1, 2 oder 3. Manchmal stehen hinter dem N in Klammern zwei Zahlen. Die erste Zahl gibt dann die Zahl der befallenen Lymphknoten an, die hintere Zahl die Zahl der entfernten Lymphknoten, z. B. N (3/15) – 3 von 15 entfernten Lymphknoten sind sicher befallen. Ein **„sn"** bedeutet Sentinel-Lymphknoten.

Hinter dem Buchstaben **M** steht eine 0 (M0 = keine Fernmetastasen) oder eine 1 (M1 = Fernmetastasen vorhanden). Häufig werden dann, in Klammern, noch die befallenen Organe hinzugefügt, z. B. T4 N2 M1 (Leber, Lunge).

Hin und wieder stehen vor TNM Zusatzsymbole zur weiteren Information: c, p, u, y.

- cTNM: für die Beurteilung nach klinischen Befunden
- pTNM: für die Beurteilung nach (histo)pathologischen Befunden
- uTNM: für die Beurteilung nach Ultraschallbefunden
- yTNM: eine neoadjuvante systemische- und/oder Strahlentherapie hat vor der Operation stattgefunden
- aTNM: der Tumor wird erst bei einer Autopsie klassifiziert
- rTNM: der Tumor tritt nach primär erfolgreicher Therapie wieder auf, dieses Rezidiv wird neu klassifiziert.

cTNM und pTNM können durchaus unterschiedlich sein. So kann z. B. ein Darmtumor im CT relativ klein dargestellt werden und keine vergrößerten Lymphknoten aufweisen (cT2 N0 M0), nach der Operation und der Untersuchung beim Pathologen kann aber doch ein größerer Tumor und ein Nachweis maligner Zellen in den regionalen Lymphknoten vorhanden sein (pT3 N1 M0).

Das TNM-System wird erweitert durch die Buchstaben:

- **V** (vaskulär): Einbruch des Tumors ins Gefäßsystem (V0 = kein Einbruch, V1 = Einbruch)
- **L** (lymphogen): Einbruch des Tumors ins Lymphgefäßsystem (L0 = kein Einbruch, L1 = Einbruch)
- **Pn** (perineurale Invasion): Tumorzellen befallen auch Gewebe, das Nerven umgibt (Pn0 = keine perineurale Invasion, Pn1 = perineurale Invasion).

Zusätzlich zum TNM-Schema werden Tumoren auch in verschiedene Stadien eingeteilt, wie es in der **Tabelle 3-1** dargestellt wird. Man unterscheidet die Tumorstadien 0 bis IV. Es besteht eine enge Korrelation zwischen beiden Schemata. Der Einfachheit halber sollte man sich in der Praxis bei soliden Tumoren auf das TNM-Schema beziehen.

Hämatologische Erkrankungen, insbesondere Lymphome, werden meist in Stadien eingeteilt. Manche Tumoren und insbesondere hämatologische Erkrankungen besitzen noch eigene Stadieneinteilungen, auf die später genauer bei den jeweiligen Erkrankungen eingegangen wird.

Tabelle 3-1: Tumor-Stadien (Eigendarstellung)

Stadium 0	Tis	N0	M0
Stadium I	T1-T2	N0	M0
Stadium II	T3-T4	N0	M0
Stadium III	jedes T	N1-N3	M0
Stadium IV	jedes T	jedes N	M1

Der Übersicht halber seien hier die Wichtigsten genannt:

- Stadieneinteilung nach Dukes – Kolonkarzinome
- Stadieneinteilung nach Binet – Chronische Lymphatische Leukämie (CLL)
- Stadieneinteilung nach Durie – Multiples Myelom/Plasmozytom
- Stadieneinteilung nach Ann Arbor – Lymphome.

Gelegentlich findet sich im histologischen Befund der Ki67-Index. Dieser steht für die Proliferationsgeschwindigkeit, d.h. die Wachstumsgeschwindigkeit des Tumors. Ein hoher Ki67-Index bedeutet eine hohe Proliferationsrate und stellt damit einen Risikofaktor für eine frühzeitige Metastasierung dar.

3.2 A- und B-Symptomatik

Wichtig, insbesondere bei den hämatologischen Erkrankungen, ist die Unterteilung nach A- und B-Symptomatik. *B-Symptomatik* ist das Vorliegen spezieller, klinischer Symptome wie Nachtschweiß, Gewichtsverlust und unklares Fieber. *A-Symptomatik* heißt, es liegen keine derartigen Symptome vor.

A und B werden nicht im Zusammenhang mit dem TNM-System gebraucht, sondern nur mit dem Begriff „Stadium“ (z.B. Morbus Hodgkin Stadium II B).

3.3 Grading und R-Einteilung

Für die Tumorausbreitung und Beschreibung onkologischer Erkrankungen sind noch zwei weitere Buchstaben wichtig: **R** (Residualtumor)und **G** (Grading). Sie stehen für:

- **R:** Residualtumor, d.h. der Pathologe untersucht das Tumorgewebe und zusätzlich das Gewebe in der Umgebung des Tumors.

- **R0:** Kein Residualtumor vorhanden, d.h. das um den Tumor gelegene Gewebe zeigt keine bösartigen Zellen mehr auf. Die Schnittränder des Präparates sind frei von Tumorzellen. Der Tumor ist komplett entfernt.
- **R1:** Mikroskopischer Residualtumor vorhanden. Hier können mit dem Mikroskop im umgebenden Gewebe noch Tumorzellen nachgewiesen werden. Der Tumor reicht hier an die Schnittränder des Präparates heran. Der Tumor wurde also, obwohl man während der OP eigentlich davon ausgehen konnte, nicht komplett entfernt.
- **R2:** Makroskopischer Residualtumor vorhanden. Schon bei der Operation ist offensichtlich, dass der Tumor nicht komplett entfernt werden kann.
- **G:** Grading ist der histopathologische Differenzierungsgrad. Hier wird vom Pathologen festgelegt, wie gut oder schlecht differenziert ein Tumor ist. Schlecht differenzierte oder undifferenzierte Tumoren weisen meist ein sehr schnelles Tumorwachstum (eine hohe Mitoserate) auf, gut differenzierte Tumoren ein langsames Tumorwachstum. Der Differenzierungsgrad des Tumors wird mit den Ziffern 1–4 hinter dem G gekennzeichnet (z.B. G1, G4).

Die gesamte Stadieneinteilung erscheint auf den ersten Blick sehr schwierig und unübersichtlich, ist aber im Grunde eine Art onkologische Geheimsprache.

Wenn Sie nun einen Patienten mit Bronchialkarzinom aufnehmen und lesen als Diagnose BC, pT3 N1 M0, R0, G3, wissen Sie sofort, dass der Tumor komplett entfernt wurde (R0), relativ schnell wächst (G3), ziemlich groß war (T3) und die regionären Lymphknoten befallen sind (N1). Erfreulicherweise hat Ihr Patient noch keine Metastasen (M0).

3.4 Rezeptoren

Die Bestimmung von Rezeptoren nimmt an Bedeutung zu, da viele der neuen Therapien mit Antikörpern (z.B. Tyrosinkinaseinhibitoren) und immunonkologischer Therapie von den Ergebnissen der Rezeptorbestimmung abhängig sind.

Bei gynäkologischen Tumoren, insbesondere Mammakarzinomen, ist es hilfreich, Hormonrezeptoren zu bestimmen, da hiervon häufig Diagnose, Prognose und Therapie abhängen. Es werden Östrogenrezeptoren und Progesteronrezeptoren unterschieden. Die Bestimmung erfasst diese anhand von Zahlen einer 12-teiligen Skala und wird hinter dem entsprechenden Buchstaben (Ö/P) angegeben [z.B. Ö (6/12), P (3/12)].

Weiterhin wesentlich beim Mammakarzinom ist die Bestimmung der HER2/neu-Rezeptoren. Die Unterteilung umfasst vier Stufen (0, 1+, 2+, 3+). Patienten mit dem HER2/neu-Status 3+ kommen für eine Antikörpertherapie mit Trastuzumab infrage.

Patienten mit HER2/neu 0 erhalten grundsätzlich keine Trastuzumab/Pertuzumab-Therapie. Bei Patienten mit HER2/neu 2+ muss mittels FISH-Test zusätzlich eine genetische Untersuchung erfolgen. FISH-positive Patienten erhalten ebenfalls Trastuzumab/Pertuzumab.

Bei Magenkarzinomen ist die Bestimmung des HER2/neu-Rezeptors ebenfalls erforderlich, da etwa 30 % der Magenkarzinom-Patienten einen HER2/neu-Status 3+ aufweisen und mit Trastuzumab erfolgversprechend behandelt werden können.

Beim Kolonkarzinom spielen die Protoonkogene K-RAS und N-RAS eine große Rolle. Liegt eine Mutation des K-RAS-Gens/N-RAS-Gens vor, ist eine Therapie mit Antikörpern nicht erfolgversprechend, liegt ein Wildtyp (= keine Mutation) vor, können die Patienten deutlich von einer Antikörpertherapie profitieren. Manche Kolonkarzinome weisen eine BRAF-Mutation auf, die in der Regel mit einer schlechteren Prognose verbunden ist. Allerdings können in diesen Fällen small molecules eingesetzt werden.

Beim Bronchialkarzinom werden die Krebszellen u.a. auf den epidermalen Wachstumsfaktor (EGFR) untersucht. Liegt der Rezeptor in einer mutierten Form vor, ist in der Erstlinientherapie mit einem guten Ansprechen auf einen Tyrosinkinaseinhibitor zu rechnen.

Beim malignen Melanom spielt die Bestimmung des BRAF-Gens eine große Rolle. Bei Vorliegen einer Mutation existiert eine Behandlungsmöglichkeit mit small molecules.

4 Therapieziele

Die Therapieziele im Bereich Hämatologie/Onkologie sollten am Anfang jedes therapeutischen Vorgehens stehen. Liegt ein Tumor vor, der heilbar ist (kurative Situation) oder ist der Tumor bereits so weit fortgeschritten, dass eine tumorspezifische Therapie gar nicht mehr möglich ist?

Die Therapieziele sind wie folgt definiert:

Adjuvante Therapien: Der Patient ist nach der Operation sowohl klinisch als auch vonseiten der apparatetechnischen Diagnostik tumorfrei. Allerdings liegt ein deutlich erhöhtes Risiko vor, dass bereits nicht nachweisbare Mikrometastasen vorhanden sind, die im Laufe der Zeit zu klinisch manifesten Metastasen heranwachsen können. Ziel jedes adjuvanten Therapieverfahrens (antihormonelle Therapie, Chemotherapie, Strahlentherapie, Antikörpertherapie) ist es, diese Mikrometastasen frühzeitig zu vernichten.

Neoadjuvante Therapien: Hierfür wird auch der Begriff *primär systemische Therapie* verwendet. Diese Therapien werden vor einer geplanten OP durchgeführt. Sie dienen nicht nur zur Elimination von Mikrometastasen, sondern können u.U. auch den Primärtumor und somit den operativen Eingriff verkleinern. Zusätzlich kann nach der OP am histologischen Präparat nachgewiesen werden, ob die antiproliferative Therapie bzw. die Strahlentherapie zum Zelluntergang geführt haben (Nekroserate).

Kurative Therapien: Durch dieses Therapieverfahren soll eine Heilung des Tumorleidens herbeigeführt werden (z.B. Knochenmarktransplantation).

Palliative Therapien: Sie setzen ein von Anfang an nicht heilbares Tumorleiden voraus. Ziel der palliativen Therapie ist eine Lebensverlängerung und v.a. Erhaltung bzw. Verbesserung der Lebensqualität. Abzugrenzen vom Begriff der palliativen Therapie ist die sogenannte *Palliativmedizin*, die nicht mehr die Lebensverlängerung, sondern in erster Linie die Verbesserung der Lebensqualität des Patienten zum Ziel hat.

Supportive Therapien: Unter supportiven Therapiemaßnahmen verstehen wir tumorunspezifische Therapien, z. B. Schmerztherapie, Ernährungstherapie, psychotherapeutische Verfahren und auch Mal- und Kunsttherapie sowie Atemtherapie. Diese Therapieverfahren dienen ausschließlich zur Verbesserung der Lebensqualität und haben auf das eigentliche Tumorwachstum keinen primären Einfluss.

Alternative oder komplementäre Therapiemaßnahmen: Alternative Therapien sind Behandlungsmethoden, die nicht unter die schulmedizinisch anerkannten Verfahren fallen und deren Effekt nicht im Rahmen anerkannter Studien ausreichend nachgewiesen werden konnte.

5 Therapiemöglichkeiten

Die Therapiemöglichkeiten unterscheiden sich in den Bereichen Onkologie und Hämatologie.

In der *Onkologie*, also in der Therapie der soliden Tumoren, steht in den meisten Fällen die Chirurgie, also die operative Entfernung des Tumors im Vordergrund. Ein Brustkrebs wird genau wie z. B. ein Darmtumor operativ entfernt. Antihormonelle Therapien, Chemotherapie, Antikörpertherapie, small molecules, immunonkologische Therapien oder Strahlentherapie sind, wie wir im Weiteren sehen werden, weitere Therapiemöglichkeiten.

In der *Hämatologie* haben operative Eingriffe eine eher untergeordnete Bedeutung. Eine Leukämie wird aus dem Blut oder aus dem Knochenmark diagnostiziert.

Bei Lymphknotenerkrankungen wird eine Lymphknoten-Probeexzision (Lymphknoten-PE) zur Sicherung der Diagnose erforderlich. Keinesfalls lässt sich eine bösartige Lymphdrüsenerkrankung durch Entfernung aller Lymphknoten heilen.

Bei *hämatologischen* Erkrankungen stehen als Therapieoptionen Chemotherapie und Antikörpertherapie an erster Stelle. Aber auch die Strahlentherapie hat sowohl im adjuvanten als auch palliativen Setting einen Stellenwert. Hinzu kommen hochkomplexe Therapien wie Stammzelltransplantation und CAR-T-Zell Therapie.

Vor jedem geplanten Tumortherapiekonzept sollte das Krankheitsbild des Patienten in einer interdisziplinären Tumorkonferenz besprochen werden, um das optimale Vorgehen festlegen zu können. In **Abbildung 5-1** finden sich mögliche Therapieverfahren.

5.1 Operative Verfahren

Das operative Vorgehen richtet sich nach dem Sitz des Tumors. Ganz entscheidend ist, dass Tumoroperationen von in der Tumorchirurgie erfahrenen Chirurgen vorgenommen werden.

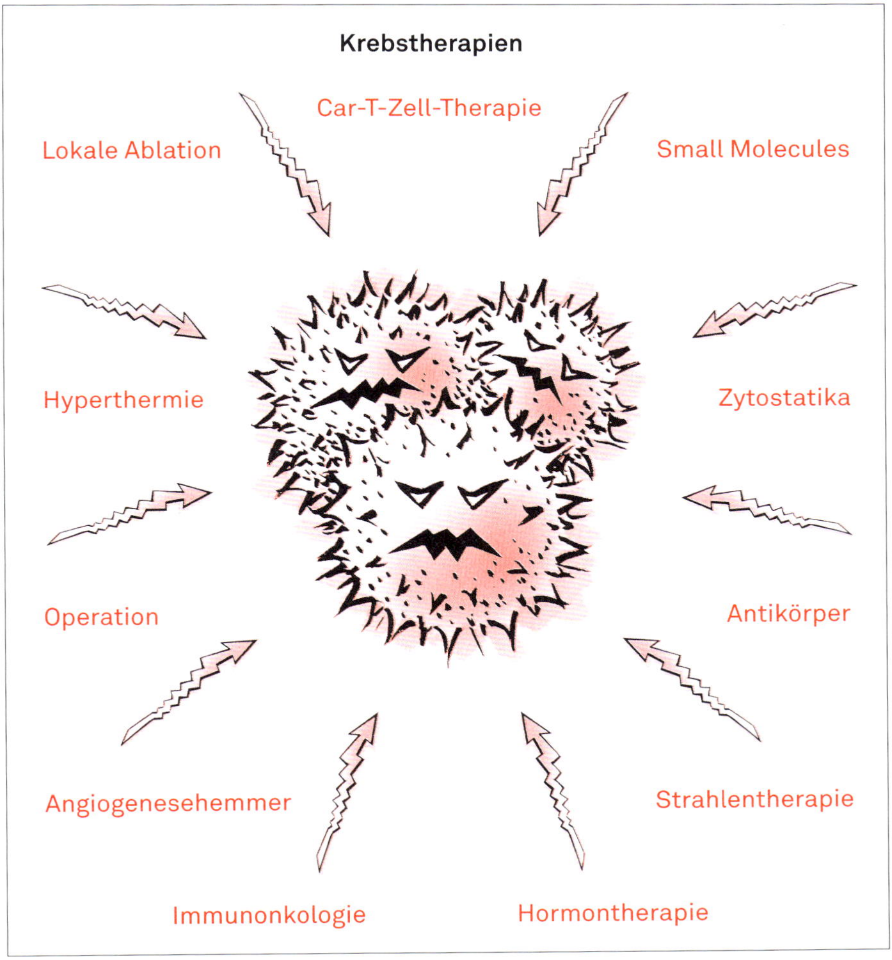

Abbildung 5-1: Therapieverfahren in der Krebsbehandlung (Grafik Onufszak; © Buchautoren; mit freundlicher Genehmigung)

In großen statistischen Untersuchungen konnte z.B. belegt werden, dass das Überleben von Rektumkarzinom-Patienten entscheidend vom Operateur abhängt. Für manche Operationen, z.B. Hirntumoren oder Knochentumoren, sollten die Patienten in spezielle Zentren überwiesen werden. Ziel jedes operativen Eingriffes ist es, den Tumor vollständig zu entfernen, also eine R0-Situation zu erreichen. Leider kann dieses Ziel keineswegs immer erreicht werden.

5.2 Medikamentöse Therapien

5.2.1 Chemotherapie

Chemotherapie, auch zytostatische Therapie genannt, beinhaltet eine Therapie mit chemischen Substanzen. Zum Beispiel ist eine antibiotische Therapie auch eine Chemotherapie.

In der Hämatologie und Onkologie bedeutet Chemotherapie eine Therapie mit zytostatisch wirksamen Medikamenten. Auch hier finden wir im Wort „Zytostatika“ sowohl die alten Griechen als auch die alten Römer wieder. Zytostatika leitet sich ab von „zytos“ (griechisch = die Zelle, die Höhlung, das Gefäß) und „stare“ (lateinisch = stehen).

Also ist das Ziel der Zytostatika, das Zellwachstum zum Stehen zu bringen, anders ausgedrückt: einen Wachstums-Stopp zu erreichen. Die chemotherapeutischen Substanzen werden sowohl in der kurativen, der neoadjuvanten, der adjuvanten, als auch in der palliativen Situation eingesetzt.

Um die Wirkungsweise der Zytostatika zu verstehen, müssen wir einen Blick auf den Zellzyklus und die Zellteilung (Mitose) werfen. Der Zellzyklus gliedert sich generell in verschiedene Abschnitte bzw. Phasen:

- G1-Phase: normaler Zellalltag = normale Arbeitsphase
- S-Phase (= Synthese-Phase): Verdoppelung der DNS (= Desoxyribonukleinsäuren = Erbmaterial)
- Mitose-Phase = Zellteilung.

Die Zellteilung wurde erstmals von einem Wissenschaftler namens Flemming im Jahr 1882 beschrieben. In der S-Phase verdoppelt sich der Chromosomensatz, danach wird die Zelle geteilt und es resultieren aus der Mitose zwei neue, identische Zellen. Die Zytostatika greifen v. a. in der Mitose-Phase ein. Damit sind die Zellen, die sich besonders schnell teilen (G3-Tumoren), natürlich viel anfälliger als die Zellen, die sich v. a. in der G1- oder S-Phase befinden. Dadurch sind auch alle G3-Tumoren (schnell wachsende Tumoren) wesentlich besser mit Chemotherapie behandelbar als G1-Tumoren (langsam wachsend).

Wir merken uns also

Zytostatika wirken v. a. auf proliferierende (sich teilende) Zellen (Proliferations-Phase).

Alle nicht proliferierenden Zellen, die natürlich auch im Tumor vorhanden sind, sprechen auf die Chemotherapie oft nicht ausreichend an. Wir müssen also warten, bis diese ruhenden Zellen in die Proliferations-Phase geraten und genau dann eine erneute Chemotherapie verabreichen.

Hieraus resultiert die stoßweise (in Zyklen) verabreichte Chemotherapie. Dabei richten sich die Chemotherapiezyklen, deren Abstand (Intervall) und Anzahl nach dem jeweiligen Tumor. Optimales Therapieansprechen wird dann erreicht, wenn nach jedem Chemotherapiezyklus die Tumormasse abnimmt (Reduktion), bis der Tumor schließlich ganz verschwindet.

Leider kann der Tumor aber auch eigene Abwehrkräfte gegen die Chemotherapie entwickeln und so gegen diese resistent werden (Zytostatikaresistenz). Im Extremfall kann der Tumor sogar unter Chemotherapie wachsen – Tumorprogress (= PD, progressive disease).

Um das Verhalten des Tumors unter Chemotherapie engmaschig kontrollieren zu können, werden daher Staging-Untersuchungen (Kontrolluntersuchungen) nach einer gewissen Zahl von Chemotherapiezyklen durchgeführt (meist nach dem 3. Zyklus). Auf diese Art und Weise kann bei auftretender Resistenz die Chemotherapie entweder abgesetzt oder umgestellt werden.

Da durch die Chemotherapie alle schnell wachsenden Zellen geschädigt werden, leiden natürlich nicht nur die Tumorzellen, sondern auch die gesunden Körperzellen. Vor allem schnell wachsende Zellen (z.B. Haarzellen, Knochenmarkstammzellen, Schleimhautzellen) werden mitgeschädigt. Daraus resultiert ein Teil der oft so gefürchteten Nebenwirkungen der Chemotherapie, die im weiteren Verlauf noch genau vorgestellt werden.

5.2.2 Antihormonelle Therapie

Um den Einsatz antihormoneller Therapien verstehen zu können, müssen wir uns kurz mit der Hormonproduktion der Frau auseinandersetzen.

Prämenopause (Frauen vor den Wechseljahren)

Östrogene und Progesterone werden vornehmlich in den Eierstöcken produziert, zu einem geringen Teil aber auch in den Nebennieren.

Die Produktion der Eierstöcke wird von einem Hormon namens FSH (follikelstimulierendes Hormon) gesteuert, welches im Gehirn, genau gesagt in der Hypophyse, produziert wird. Eine Hemmung des follikelstimulierenden Hormons kann die Funktion der Eierstöcke komplett zum Erliegen bringen. Eine andere Möglichkeit ist die operative Entfernung oder Bestrahlung derselben. Im Gegensatz zu den zwei Letzteren ist die hormonelle Blockade reversibel, d.h. nach Absetzen des hemmenden Medikamentes kann die Funktion der Eierstöcke wieder aufgenommen werden.

Postmenopause (Zeit nach den Wechseljahren)
In dieser Lebensphase werden Östrogene und Progesterone nicht mehr in den Eierstöcken, sondern ausschließlich in den Nebennieren produziert. Das follikelstimulierende Hormon (FSH) spielt hier keine relevante Rolle mehr.

Prinzipien der antihormonellen Therapie
Um eine antihormonelle Therapie einsetzen zu können, muss zunächst getestet werden, ob ausreichend Östrogen- oder Progesteronrezeptoren auf den Tumorzellen vorhanden sind. Dieses wird am histologischen Präparat vom Pathologen durchgeführt. Die Stärke der Ausbildung der Rezeptoren erfolgt über eine Skala von 0–12, wobei 12 der stärksten Ausprägung entspricht. Das Ergebnis dieser Untersuchung wird im histologischen Befund wiedergegeben, z.B. 12/12 bedeutet eine sehr starke Ausprägung der Progesteron- und Hormonrezeptoren auf Tumorzellen. 0/12 heißt, es sind keine Rezeptoren vorhanden. Nur die Patienten, bei denen Hormonrezeptoren nachgewiesen werden, können von einer antihormonellen Therapie profitieren. Werden keine Hormonrezeptoren auf den Tumorzellen entdeckt, kommt eine solche Patientin für eine antihormonelle Therapie nicht infrage.

Stimulation von Tumorzellen über körpereigene Hormone
Besitzt eine Tumorzelle Hormonrezeptoren, können sich Östrogen bzw. Progesteron mit dem jeweiligen Rezeptor verbinden. Danach wird ein Signal zum Tumorzellkern geschickt und es erfolgt eine Teilung der Tumorzellen und damit ein Tumorwachstum (Proliferation der Tumorzellen). Diesen Weg möchte man unterbinden. Hierzu bestehen folgende Möglichkeiten:

Hemmung der Östrogen-/Progesteronausschüttung
Gabe eines GnRH-Analogons: Durch die Gabe eines GnRH-Analogons wird die Produktion des follikelstimulierenden Hormons in der Hypophyse gestoppt und die Produktion in den Eierstöcken verhindert. Nach Absetzen des Präparates kann die Ovarialfunktion wieder aufgenommen werden (reversible Blockade).

Operative Entfernung oder Bestrahlung der Eierstöcke (irreversible Blockade).

Aromatasehemmer: Aromatasehemmer (z.B. Anastrozol, Letrozol, Exemestan) hemmen die Freisetzung von Hormonen aus den Nebennieren und kommen nur für postmenopausale Patientinnen infrage. Bei prämenopausalen Patientinnen würde die Hemmung der Hormonfreisetzung aus den Nebennieren nur zu einer zusätzlichen Steigerung der Hormonproduktion im Ovar führen und hätte damit einen tumorwachstumsfördernden Effekt.

Rezeptorblockade durch Tamoxifen

Tamoxifen führt zu einer Blockade der Hormonrezeptoren auf der Tumorzelle. Indem Tamoxifen sich an die Rezeptoren auf der Tumorstelle bindet, können die körpereigenen Hormone dort nicht mehr „landen". Der Informationsweg zum Tumorkern ist unterbrochen. Diese Therapie der Rezeptorblockade kommt sowohl für prämenopausale als auch für postmenopausale Frauen infrage. Tamoxifen wird sowohl in der adjuvanten als auch palliativen Tumortherapie eingesetzt.

Sollte die Gabe von Tamoxifen nicht möglich sein (Thromboseneigung, hoher Nikotinabusus; s. nachfolgend unter Nebenwirkungen Tamoxifen), kann ein Aromatasehemmer bei gleichzeitiger Gabe eines GnRH-Analogons verordnet werden.

Alle drei Therapiemöglichkeiten werden in der palliativen Therapiesituation, Aromatasehemmer und GnRH-Analoga auch in der adjuvanten Situation eingesetzt.

Fulvestrant

Fulvestrant führt zu einer Modulation und zum Abbau der Hormonrezeptoren auf der Tumorzelle und damit ebenfalls zur Hemmung des Informationsflusses. Es wird in der Zweit- oder Drittlinientherapie metastasierter Mammakarzinome eingesetzt.

Nebenwirkungen

GnRH-Analoga: Durch Hemmung der Hormonproduktion kommt es bei den betroffenen Frauen zu Wechseljahresbeschwerden und insbesondere zur Beeinflussung des Knochenstoffwechsels, d.h. bei diesen Frauen muss insbesondere auf die Entwicklung einer Osteoporose geachtet und es müssen entsprechende prophylaktische Maßnahmen eingeleitet werden. Hierzu gehört insbesondere die Gabe von Kalzium und Vitamin D sowie aktive sportliche Betätigung.

Tamoxifen: Besonders gefährlich ist das Auftreten von Thrombosen; insbesondere bei Nikotinabusus kommt es zu einem deutlich erhöhten Risiko der Thrombosebildung und damit der Lungenembolie. Zusätzlich gefährdet sind Frauen mit angeborenen Gerinnungsstörungen (z.B. Faktor-V-Leiden). Weitere Nebenwirkungen sind: Hitzewallungen, Sehstörungen (Hornhauteintrübung), Gebärmutterkrebs (zwei- bis vierfach erhöhtes Risiko), vaginaler Ausfluss (Beeinflussung der Menstruation) und/oder Juckreiz im Genitalbereich.

Empfehlungen für die Patientin: Rauchverbot, regelmäßiger vaginaler Ultraschall, Achten auf plötzliche unerwartete vaginale Blutungen, regelmäßige Kontrolle beim Augenarzt.

Aromatasehemmer: Möglich sind u. a.: Gelenkschmerzen, Muskelschmerzen, Reduktion der Knochendichte, erhöhte Frakturgefahr, Hitzewallungen, trockene Scheide, leichter Haarausfall, Kopfschmerzen.

Empfehlungen für die Patientin: Vitamin-D- und Kalziumprophylaxe, aktive sportliche Tätigkeit, Knochendichtemessung vor und während Aromatasehemmertherapie. (*CAVE*: die Kosten für die Knochendichtemessung werden von den Kassen nicht übernommen und betragen ca. 60 Euro). Bei bereits bestehender Osteoporose Bisphosphonattherapie erwägen.

In der Therapie des *Prostatakarzinoms* haben die GnRH-Analoga ebenfalls ihren Platz. Sie wirken ähnlich wie bei den Ovarien über eine zentrale Hemmung und führen zu einem Stopp der Androgenproduktion im Hoden (ADT, Androgendeprivationstherapie, ADT). Es handelt sich hier um eine medikamentöse Orchiektomie (Entfernung der Hoden).

Die Antiandrogene wirken wiederum an den Tumorzellen des Prostatakarzinoms, indem sie die androgenbedingte Proliferationsstimulation der Prostata-Epithelzellen unterdrücken. Im Gegensatz zum Mammakarzinom werden die Hormontherapien im Allgemeinen beim Prostatakarzinom nur bei metastasierten Tumoren eingesetzt. Zusätzlich verfügen wir jetzt über Medikamente, die die Androgenproduktion außerhalb der Hoden, z. B. in den Nebennieren, blockieren können. Hierzu zählen Abirateron, Apalutamid und Enzalutamid.

Die Hormontherapie findet weiteren Einsatz beim Endometriumkarzinom (z. B. Megestrolacetat).

5.2.3 Antikörpertherapie

Erst seit wenigen Jahren verfügen wir über ein neues Konzept in der Therapie maligner (bösartiger) Erkrankungen – die Antikörpertherapie.

Beispiele zurzeit eingesetzter Antikörper sind:

- Cetuximab: Kolon-/Rektumkarzinom (K-RAS/N-RAS-Wildtyp), HNO-Tumoren
- Daratumumab: Multiples Myelom
- Ibritumomab-Tiuxetan: Radioimmuntherapeutikum; hier handelt es sich um eine Kombination zwischen einer in der Zelle wirkenden Strahlentherapie und einem Antikörper; Einsatzmöglichkeiten beim niedrigmalignen Lymphom
- Obinutuzumab: CLL

- Ofatumumab: CLL
- Panitumumab: Kolon-/Rektumkarzinom (K-RAS/ N-RAS-Wildtyp)
- Pertuzumab: Mammakarzinom (HER-2-positiv)
- Rituximab, v.a. beim malignen Lymphom, CLL
- Trastuzumab: Mammakarzinom (HER-2-positiv)/Magenkarzinom.

Was verstehen wir unter Antikörpern?

Antikörper (kleine Eiweißmoleküle) wurden erstmals Ende des 19. Jahrhunderts von Emil von Behring (1854–1917) und S. Kitasato (1856–1931) beschrieben (Tetanus bei Kaninchen). Während diese beiden Forscher sich noch auf die reine Infektabwehr beschränkten, erkannte Paul Ehrlich (1854–1918) erstmals die Möglichkeit, Antikörper zur Zerstörung bösartiger Tumoren einzusetzen. Er sprach damals von „Zauberkugeln", die in der Lage sein sollten, Tumorzellen zu zerstören. Heute ist es so weit!

Die Wirkungsweise der Antikörper entspricht der eines „Schlüssel-Schloss-Prinzips". Zu jedem Antikörper gehört ein Antigen. Antigen und Antikörper passen exakt zusammen, wie eben der Schlüssel in die Haustür.

Das Antigen wird gelegentlich auch Rezeptor genannt. Die Antigene können auf der Zellwand oder auch in der Zelle sitzen. Aber wie ist denn so ein Antikörper aufgebaut?

Vom Ankreuzen der Laborkarten kennt man die Immunglobuline (IgA, IgG, IgE, IgM). Das Antikörpermolekül gehört zur IgG-Klasse. Um zu wirken, braucht der Antikörper ein Antigen, gegen das er sich richtet (Schlüssel-Schloss-Prinzip).

Um am Antigen andocken zu können, besitzen die Antikörper kleine Fühler: Antikörperbindungsregionen oder auch FAB-Regionen genannt. Mithilfe dieser FAB-Regionen heftet sich der Antikörper ans Antigen und wird nun über einen anderen Teil des Antikörpermoleküls, die sogenannte FC-Region, aktiv (Effektor-Funktion).

Mithilfe dieser FC-Region setzen die Antikörper einen Effektormechanismus in Gang. Sie können zum einen Killerzellen und Makrophagen anlocken, die das die Zelle tragende Antigen töten und auffressen, zum anderen setzen sie ein weiteres Abwehrsystem des Körpers in Gang: das Komplement-System.

Das ist aber noch nicht alles – Antikörper können über die Bindung ans Antigen auch Abläufe im Zellinneren so beeinflussen, dass letztlich ein Zelltod (Apoptose) resultiert. Antikörper können allein oder in Kombination mit Chemotherapie oder Strahlentherapie eingesetzt werden.

Die meisten Antikörper werden als Infusion verabreicht: Zwei sind bei der subkutanen Tumortherapie von großem Interesse. Dies sind Rituximab und Trastuzumab, die beide zur Subkutangabe zur Verfügung stehen. Die Ansprechraten der Subkutanpräparate sind äquivalent zu den intravenös applizierbaren Formen. Rituximab subkutan wird stets zusammen mit Hyaluronidase verabreicht. Hyaluronidase bewirkt im Unterhautfettgewebe ein Auseinanderweichen der Kollagenfasern, sodass das gleichzeitig verabreichte Rituximab gut aufgenommen werden kann. Schmerzen an den Einstichstellen werden durch diese Kombination weitgehend vermieden.

Eine subkutane Antikörpergabe ermöglicht den Patienten eine kürzere Verweildauer in den jeweiligen medizinischen Einrichtungen. Es erfordert aber in der Regel mehr Zeit der behandelnden Pflegekraft. Da die Subkutangabe in Deutschland nur unzureichend honoriert wird, konnte sie sich bisher nicht gegen die i.v.-Therapien durchsetzen.

Zur Therapie maligner Erkrankungen ist die Kombination Antikörper-/Chemotherapie deutlich wirksamer als die Antikörpertherapie allein.

Während Antikörper anfangs in kurativer Absicht und palliativer Absicht eingesetzt wurden, ist nun auch der Einsatz in der adjuvanten Situation möglich.

Antikörpertherapien finden v.a. in der Therapie von kolorektalen Karzinomen, Magenkarzinomen, Mammakarzinomen, malignen Lymphomen und HNO-Tumoren ihren Einsatz.

5.2.4 Antikörper-Wirkstoff-Konjugat

In diesem Komplex wird ein Antikörper mit einer Chemotherapie über eine Proteinbrücke gekoppelt. Somit kann die Tumorzelle gezielt bekämpft werden.

Beispiele für diese Wirkstoffe sind:

- Brentuximab – Vedotin
- Trastuzumab – Emtansin
- Sacituzumab – Govitecan

Mit bispezifischen Antikörpern und der CAR-T-Zell-Therapie haben sich zudem zunehmend zwei neue Therapieformen entwickelt, die in dem **Kapitel 5.2.10** vorgestellt werden.

5.2.5 Biosimilars

Biosimilars sind biologische Nachahmerprodukte, die nach Ablauf des Patentschutzes für Original-Biologika verordnet werden können. Im Gegensatz zu Generika, die identische Kopien des Referenzpräparates sind, ähneln Biosimilars dem Originalprodukt. Unterschiede finden sich u.a. im Herstellungsprozess. Biosimilars müssen von der EMA (Europäische Arzneimittel-Agentur) zugelassen werden und bilden dann eine preisgünstige Alternative zum Original-Biologikum.

5.2.6 Angiogenesehemmer

Ein weiteres modernes Therapieverfahren stellt die Hemmung der Angiogenese der Tumorzellen dar.

Angiogenese bedeutet Gefäßneubildung. Die Angiogenese ist besonders deutlich beim Embryo ausgeprägt, der seine ganzen Blutgefäße neu entwickeln muss. Aber auch ein Tumor besitzt Möglichkeiten, die Angiogenese zu steigern, denn ohne Bildung neuer Gefäße bzw. ohne ständige neue Gefäßeinsprossung in den Tumor würde dieser nicht ausreichend mit Sauerstoff versorgt werden und in kurzer Zeit absterben. Dieses Tumorabsterben durch Sauerstoffmangel ist genau das Ziel der Angiogenesehemmer.

Ab einer Größe von ca. 2 mm reicht dem Tumor der Sauerstoff, den er aus seiner Umgebung bezieht, nicht mehr aus. Er sendet Botenstoffe, die sog. Wachstumsfaktoren (VEGF; vascular endothelial growth factor), aus. Diese Botenstoffe verbinden sich mit passenden Rezeptoren auf benachbarten Blutgefäßen. Daraufhin beginnen die Blutgefäße den Tumor mit Sauerstoff zu versorgen, das Tumorwachstum schreitet fort.

Die Funktionsweise der Angiogenesehemmer verläuft auch über einen Rezeptor, den VEGF-Rezeptor, der sich auf den Tumorzellen befindet. Das im Blut zirkulierende VEGF bindet sich an den Rezeptor der Tumorzellen und führt zur Neubildung von Blutgefäßen, zur Angiogenese. Die Angiogenesehemmer binden sich ihrerseits an den VEGF-Rezeptor auf den Tumorzellen und verhindern so die Wirkung des körpereigenen VEGF.

Bevacizumab

Der erste zugelassene Angiogenesehemmer heißt Bevacizumab. Er wird mit großem Erfolg bei Kolon- und Rektumkarzinomen eingesetzt. Nun ist er auch für die Therapie des Mamma-, des nicht kleinzelligen Bronchial- und des Ovarialkarzinoms zugelassen. Die Gabe von Bevacizumab erfolgt als i.v. Infusion.

Aflibercept

Einsatz beim metastasierten kolorektalen Karzinom. Wie beim Bevacizumab muss Aflibercept 4 Wochen vor einer geplanten Operation abgesetzt werden und darf frühestens 4–6 Wochen nach OP erneut gegeben werden, um größere Blutungen zu vermeiden.

Ramucirumab
Einsatz beim Kolonkarzinom, Magenkarzinom, Lungenkarzinom, hepatozellulären Karzinom.

5.2.7 Signaltransduktionshemmer (small molecules)

Die größte Gruppe dieser zielgerichteten Substanzen, sog. small molecules, stellen Tyrosinkinasehemmer (Tyrosinkinaseinhibitoren, TKI) dar. Sie wirken über eine Hemmung der Tyrosinkinase in den Tumorzellen. Die Tyrosinkinase ist eine Art Katalysator, dessen Hemmung bewirkt, dass eine Tumorzelle nicht mehr unkontrolliert weiterwachsen, sondern wieder wie eine normale Zelle ausreifen und damit auch sterben kann. Die Tyrosinkinase spielt eine wichtige Rolle in der Tumorentstehung. Ihre Bedeutung wurde erstmals bei der Erforschung der chronisch myeloischen Leukämie entdeckt. Bei dieser Erkrankung entsteht durch eine Chromosomenveränderung ein sogenanntes BCR-ABL-Gen, welches ein pathologisches Protein produziert, eine permanent aktive Tyrosinkinase. Diese wiederum ist an der Entstehung der chronisch myeloischen Leukämie direkt beteiligt. Durch die Hemmung der Tyrosinkinase mit dem ersten Tyrosinkinaseinhibitor Imatinib kann die chronisch myeloische Leukämie effizient ohne Knochenmarktransplantation behandelt werden. Inzwischen sind viele Tyrosinkinaseinhibitoren für die unterschiedlichsten Tumoren auf den Markt gekommen. Die Tyrosinkinaseinhibitoren wirken in der Zelle und verhindern den Informationsfluss zum Zellkern. Hierdurch kann die Tumorzelle zum Stoppen gebracht werden. Aber bei Weitem nicht alle Tumoren sprechen auf Tyrosinkinaseinhibitoren an. Hier müssen z. B. beim Bronchialkarzinom bestimmte EGFR- oder ALK-Mutationen vorliegen, bei anderen bösartigen Erkrankungen, z. B. der chronisch lymphatischen Leukämie, ist die Bestimmung des Rezeptorstatus nicht erforderlich.

Tyrosinkinasehemmer werden in Tablettenform verabreicht und bereits bei unterschiedlichen Erkrankungen eingesetzt. Neben den Tyrosinkinaseinhibitoren nehmen Bcl-2-Hemmer, CDK4/6-Inhibitoren und immunmodulatorische Substanzen an Bedeutung zu.

Small molecules erfordern eine engmaschige Kontrolle der Patienten sowie eine sehr hohe Compliance. Um gravierende Nebenwirkungen zu verhindern und eine regelmäßige Tabletteneinnahme zu gewährleisten, empfiehlt es sich, die Patienten entweder regelmäßig einzubestellen oder Kontrollmechanismen über den Hausarzt zu gewährleisten (mehr dazu siehe nachfolgend Patientencompliance/Patientenadhärenz).

Aufgrund der vielen unterschiedlichen Nebenwirkungen können Merkblätter anhand der jeweiligen Fachinformation entweder selbst erstellt oder bereits vorgedruckte Exemplare verwendet werden (z. B. unter www.oraletumortherapie.ch).

Orale Tumortherapie

Mit Einführung der Signaltransduktionsinhibitoren kommt dem Gebiet der oralen Tumortherapie eine zunehmende Bedeutung zu. Heute bilden die oralen Therapien ca. 25 % der gesamten antiproliferativen Substanzen, wobei der prozentuale Anteil stetig ansteigt.

Bevor wir uns näher mit dem komplexen und zentralen Thema der oralen Tumortherapie beschäftigen, müssen wir noch einige biochemische Grundbegriffe klären: die Cytochrome P450 und die Plasmaeiweißbildung.

Cytochrome P450 ist ein Protein, das eine enzymatische Aktivität besitzen. Es kommt v. a. in der Leber vor und ist für den Abbau körpereigener und körperfremder Stoffe, v. a. auch für den Abbau von Arzneimitteln zuständig. Cytochrome können von verschiedenen Stoffen beeinflusst werden. Hierzu gehören u. a. Medikamente, aber auch Nahrungsmittel. Die sogenannten Cytochrom-Induktoren beschleunigen die Tätigkeit der Cytochrome, d. h. das Cytochrom kann unter dem Einfluss eines solchen Stoffes z. B. ein Arzneimittel schneller abbauen. Damit wird die Zeit, die das Arzneimittel im Körper wirken kann, verkürzt und seine Effektivität nimmt ab. Auf der anderen Seite gibt es Stoffe, die verlangsamend auf ein Cytochrom einwirken (Cytochrom-Inhibitoren), d. h. das Cytochrom baut z. B. ein Arzneimittel langsamer ab. Die Folge ist, dass dieses Arzneimittel länger als beabsichtigt im Körper wirkt und damit auch mehr Nebenwirkungen erzielen kann. Signaltransduktionshemmer wie Tyrosinkinaseinhibitoren werden von Cytochrom P450 abgebaut und sind daher sehr anfällig gegenüber Cytochrom-Induktoren und -Inhibitoren.

Zu den Cytochrom-Induktoren gehören v. a. Carbamazepin, Dexamethason, Oxcarbazepin, Phenobarbital, Phenytoin, aber auch Johanniskraut.

Zu den Cytochrom-Inhibitoren zählen u. a. Clarithromycin, Erythromycin, Ketoconazol und Grapefruitsaft.

Plasmaeiweißbildung: Der zweite biochemische Grundstein, mit dem wir uns beschäftigen müssen, ist die Plasmaeiweißbindung. Jedes dem Körper zugeführte Medikament wird mehr oder weniger an Eiweiß gebunden. Nur der freie, ungebundene Teil des Medikamentes ist aber wirksam. Medikamente mit geringer Plasmaeiweißbindung sind gut steuerbar, Medikamente mit hoher Plasmaeiweißbindung dagegen schlecht. Werden mehrere Medikamente mit hoher Plasmaeiweißbindung verabreicht, ist die Konzentration des freien Anteils der einzelnen Medikamente und damit ihre Wirksamkeit nicht mehr adäquat berechenbar. Signaltransduktionsinhibitoren verfügen zum Teil über eine hohe Plasmaeiweißbindung. Wird ein solches Medikament einem Patienten, der ein weiteres Medikament mit hoher Plasmaeiweißbindung einnimmt (Beispiel Phenprocoumon) verabreicht, kann es aufgrund einer Konkurrenz an den Bindungsstellen zu einem Anstieg des bisherigen Medikamentenspiegels kommen (bei Phenprocoumon würde dieses zum Quick-Abfall führen).

Patientencompliance und Patientenadhärenz
Die *Patientencompliance* bezieht sich auf das kooperative Verhalten des Patienten, insbesondere die Therapietreue. Unter einer guten Compliance verstehen wir, dass der Patient das tut, was ihm vom Arzt empfohlen wurde. Es liegt bei diesem Modell keine gemeinsame Entscheidungsfindung vor, sondern es handelt sich um ein sogenanntes paternalistisches Modell. Für die Nichteinhaltung einer Medikamenteneinnahme liegt die Verantwortung allein beim Patienten. Der Begriff der *Adhärenz* stellt die aktive Zusammenarbeit von Arzt und Patient in den Mittelpunkt. Damit fließt die Patientenmeinung in die Behandlungsplanung mit ein. Dies wurde von der WHO (Weltgesundheitsorganisation) bereits 2003 definiert. (Weltgesundheitsorganisation, 2003).

Inadhärenz bedeutet also, dass der Patient sich nicht oder nur unvollständig an die zwischen ihm und dem Arzt vereinbarten Behandlungsabsprachen hält. In der Therapie mit oralen antiproliferativen Substanzen sprechen wir daher in der Regel von Adhärenz und nicht von Patientencompliance.

Eine gute Adhärenz ist zwingende Voraussetzung für den Erfolg einer oralen Tumortherapie. Vor allem beim Einsatz von Tyrosinkinasehemmern und anderen small molecules ergeben sich erhebliche Probleme im Bereich der Adhärenz. Bereits 2009 konnte die Adagio-Studie, die das Einnahmeverhalten von Imatinib bei CML-Patienten untersuchte, zeigen, dass nur 14 % der Patienten ihre Medikamente korrekt einnahmen. Das „CML Advocates Network" führte 2017 eine weltweite Befragung von 2546 CML-Patienten in 63 Ländern durch. Auch hier zeigte sich, dass nur 33 % der Patienten höchst therapietreu waren und schon das Vergessen von mehr als 10 % der verschriebenen Dosis das Erreichen einer Vollremission gefährdet. Daher kommt der Adhärenzkontrolle und der Entwicklung neuer Möglichkeiten, diese adäquat durchzuführen zunehmende Bedeutung zu (**Kap. 15.5**).

5.2.8 Weitere neue Substanzen

Neben den Antikörpern und den Tyrosinkinaseinhibitoren sind inzwischen noch einige wichtige Substanzen zur Therapie verfügbar. Auf die Wichtigsten wird hier kurz eingegangen.

Bortezomib (Velcade®)
Bortezomib wird zurzeit in der Therapie des multiplen Myeloms eingesetzt. Es kann i.v. und s.c. verabreicht werden, wobei die subkutane Gabe aufgrund der erheblich geringeren Neurotoxizität bevorzugt wird.

Lenalidomid
Einsatz bei multiplem Myelom in Kombination mit Dexamethason. Aufgrund der erhöhten Infektanfälligkeit unter Therapie wird zusätzlich die Gabe von Aciclovir empfohlen. Zusätzlich zur Vermeidung einer Thrombose z.B. Acetylsalicylsäure. Bei Lenalidomid ist insbesondere auf eine Schwangerschaftsverhütung zu achten, da ein sehr hohes Risiko einer Teratogenität besteht.

Pomalidomid
Einsatz bei multiplem Myelom – rezidiviertes oder refraktäres multiples Myelom – in Kombination mit Dexamethason. Bei Pomalidomid ist insbesondere auf eine Schwangerschaftsverhütung zu achten, da ein sehr hohes Risiko einer Teratogenität besteht.

Thalidomid
Einsatz bei multiplem Myelom. Bei Thalidomid ist insbesondere auf eine Schwangerschaftsverhütung zu achten, da ein sehr hohes Risiko einer Teratogenität besteht.

5.2.9 Immunonkologie

Die Immunonkologie ist ein höchst komplexes Verfahren, das zum Ziel hat, die körpereigenen Immunzellen (z.B. Killerzellen) zu stärken und hierdurch Tumorzellen abzutöten. Dieses Verfahren darf nicht mit der bei Patienten häufig verbreiteten Vorstellung einer „Stärkung des Immunsystems“ verwechselt werden. Diese sogenannten Immunstimulanzien sind v.a. im Bereich der Alternativtherapie vertreten und in der Regel ohne adäquate Wirkung.

Die Ära der Immunonkologie begann mit Zulassung des ersten Antikörpers Ipilimumab im Juli 2011. Bevor wir uns aber mit diesen Substanzen beschäftigen, wollen wir einen kleinen Ausflug in die Immunologie unternehmen.

Stellen wir uns vor, wir befinden uns in einem Lymphknoten. Hier treffen wir auf dendritische Zellen. Diese dendritischen Zellen können kleine Bruchstücke von Tumorzellen über Rezeptoren auf ihrer Oberfläche binden. Dieser Komplex wird dann von Rezeptoren auf T-Zellen, die für die Immunabwehr zuständig sind, erkannt. Um die T-Zelle zu aktivieren, muss ein weiterer Rezeptor auf der T-Zelle aktiviert werden – er heißt CD28. Dies geschieht über das B7-Molekül der dendritischen, antigenpräsentierenden Zellen. Eine zu hohe Anzahl von aktivierten T-Zellen würde dem körpereigenen Gewebe schaden. Deswegen existiert ein sogenannter Checkpoint, ein Kontrollpunkt. Dieser Kontrollpunkt ist der Rezeptor CTLA-4, der sich ebenfalls auf der Oberfläche der T-Zellen befindet. Er verdrängt CD28 aus der Bindung von B7 und führt damit zur Hemmung der T-Zell-Aktivierung. Wenn jetzt CTLA-4 blockiert wird, kann die T-Zell-Aktivierung massiv beschleunigt werden und die T-Zellen sind in der Lage, gegen den Tumor aggressiv vorzugehen. Eine solche Hemmung des CTLA-4-Rezeptors, des ersten Checkpoints im Immunsystem, bewirkt Ipilimumab.

Wie geht es weiter mit den T-Zellen?

Wenn die „priming phase" im Lymphknoten abgeschlossen ist, d.h. die T-Zellen, die den Tumor erkennen können, sich adäquat vermehren, kommen wir zur „effector phase", d.h. der Phase, in der sich die T-Zellen direkt gegen die Tumorzellen richten. Auf der T-Zelle befinden sich PD1-Rezeptoren, auf der Tumorzelle das PDL1-Protein. Kommt es zu einer Bindung zwischen dem PD1-Rezeptor und dem PDL1-Protein (weiterer Checkpoint), dann wird die T-Zelle in ihrer Aktivität gebremst und die Tumorzelle kann überleben. Leider befinden sich auf den Tumorzellen deutlich gehäuft PDL1-Proteine, sodass sich die Tumorzelle leicht gegen einen Angriff der Immunzellen wehren kann.

Die zweite Gruppe der Checkpointinhibitoren richtet sich gegen PD1 bzw. PDL1. Tritt hier eine Hemmung ein, d.h. kann sich PD1 nicht mehr mit PDL1 verbinden, dann können die T-Zellen deutlich aktiver gegen die Tumorzelle vorgehen.

Die Checkpointinhibitoren haben nicht nur zu einer Verlängerung des progressionsfreien Überlebens, sondern auch zur Verlängerung des Gesamtüberlebens geführt. Allerdings haben wir mit neuen immunvermittelten Nebenwirkungen zu rechnen. Hierzu gehören u.a.:

- massive Durchfälle (wegen Kolitis)
- Atemnot (wegen Pneumonitis)
- ansteigende Leberwerte (wegen Hepatitis)
- ansteigende Nierenwerte (wegen Nephritis)
- Probleme in der Hormonproduktion, z.B. von Schilddrüse, Hypophyse oder Nebenniere (z.B. wegen Hypophysitis).

Es sind daher engmaschige Kontrollen von erfahrenen Therapeuten nicht nur während der Therapie, sondern bis zu fünf Monaten danach dringend erforderlich. Auch ist wichtig zu wissen, dass – im Gegensatz zu den schnell wirkenden TKI – der Erfolg der Immuntherapie häufig erst nach bis zu drei Monaten einsetzt, da die T-Zellen zunächst lernen und sich dann teilen müssen. Patienten mit weit fortgeschrittenen, schnell wachsenden Tumoren sind daher für die Immuntherapie eher ungeeignet.

CAVE

Jede Person, die eine Immuntherapie am Patienten anwendet bzw. an dieser beteiligt ist, muss sich mit dieser Form der Therapie und den damit einhergehenden möglichen Nebenwirkungen detailliert auskennen bzw. mit diesen umgehen können. Wenn diese Voraussetzungen nicht erfüllt sind, sollte dringendst von der Anwendung derartiger Therapien abgesehen werden.

Zudem ist für die Patienten häufig verwirrend, dass es zu Beginn der Therapie sogar zu einer Größenzunahme des Tumors kommen kann (Pseudoprogress), was zum einen daran liegt, dass der Therapieerfolg erst später einsetzt und zum anderen, dass die T-Zellen in den Tumor eindringen und damit zur Volumenvergrößerung desselben durch die die ausgelösten Reaktionen führen können.

Beispiele immunonkologischer Substanzen, die gegen PD1 bzw. PDL1 gerichtet sind:

- Ipilimumab
- Nivolumab
- Pembrolizumab
- Avelumab
- Atezolizumab.

5.2.10 Moderne Immuntherapie: Bispezifische Antikörper und CAR-T-Zell-Therapie

Der Bereich der Immuntherapie hat in den letzten Jahren zunehmend an Bedeutung gewonnen. Gerade in der Therapie von malignen Systemerkrankungen konnten hier vielversprechende Ergebnisse im Hinblick auf eine Krankheitsstabilisierung bis hin zur Rückbildung erzielt werden. Neben den klassischen Checkpoint-Inhibitoren haben sich zuletzt zwei neue Therapieformen zunehmend in der Immuntherapie etabliert: 1) Bispezifische Antikörper und 2) CAR-T-Zell-Therapie. Auf diese wird nun genauer eingegangen:

Bispezifische Antikörper

Bei bispezifischen Antikörpern wird das Grundfunktionsprinzip der Antikörper-Antigen-Verbindung (sog. „Schlüssel-Schloss-Prinzip“) – ähnlich zu bisherigen Antikörpertherapie – angewandt. Es handelt sich also um ein Protein mit der Besonderheit, dass es an zwei Zielstrukturen binden kann. Der bispezifische Antikörper hat dabei die Funktion eines Verbindungsstücks, welches zwei verschiedene Zellen, nämlich eine Tumorzelle und eine Immunzelle, nahe zusammenbringt, indem es mit jeweils einer Bindungsstelle an diese binden kann. In der **Abbildung 5-2** wird dieses Funktionsprinzip dargestellt. Durch diesen Mechanismus können Immunzellen und Tumorzellen wieder miteinander interagieren und die Immunzelle kann die Tumorzelle angreifen. Auf diese Weise ist es möglich potenziell vorhandenen Immunitäten oder Resistenz der Tumorzellen gegen bisherige Therapien zu umgehen.

CAR-T-Zellen

Bei CAR-T-Zellen (Chimäre-Antigen-Rezeptor-T-Zellen) handelt es sich um T-Zellen (spezielle Immunzellen) des Patienten, welche mittels moderner Techniken genetisch verändert wurden: den T-Zellen wird ein neuer Rezeptor in ihre Zelloberfläche implantiert. Durch diesen speziellen Rezeptor sind die modifizierten T-Zelle dann in der Lage Tumorzellen wieder zu erkennen und auszuschalten. Grundsätzlich besteht daher auch hier das Ziel, mit dem körpereigenen Immunsystem des Patienten die Tumorzellen anzugreifen. Die CAR-T-Zellen werden da-

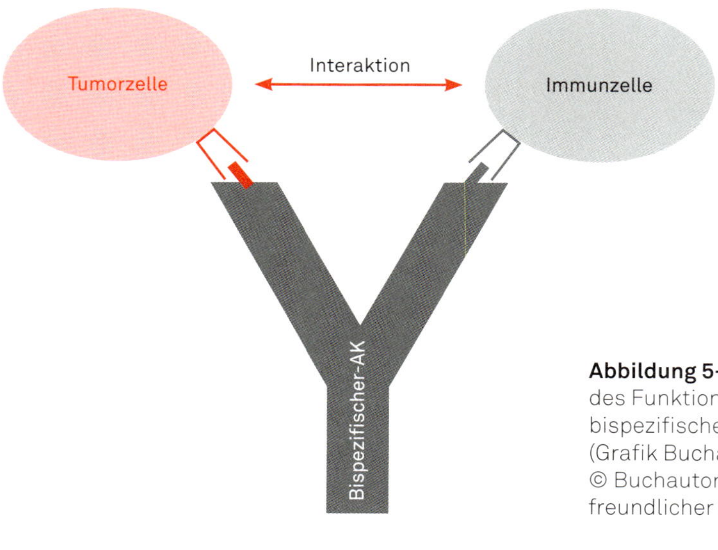

Abbildung 5-2: Darstellung des Funktionsprinzips von bispezifischen Antikörpern (Grafik Buchautoren; © Buchautoren; mit freundlicher Genehmigung)

bei auf eine ganz spezifische Oberflächenstruktur auf den Tumorzellen ausgerichtet um an diese binden zu können. Der genaue Ablauf der Herstellung von CAR-T-Zellen ist in **Abbildung 5-3** dargestellt.

Die Gewinnung und Herstellung von CAR-T-Zellen ist ein sehr komplexer und aufwändiger Vorgang und daher nur an sehr spezialisierten hämatologischen Zentren möglich. Da auch schwere Nebenwirkungen dieser Zelltherapie auftreten können wie nachfolgend beschrieben, müssen die Patienten nach der Therapie sehr gut überwacht werden.

Wichtige Nebenwirkungen

Sowohl bei den bispezifischen Antikörpern als auch bei den CAR-T-Zellen können verschiedene Nebenwirkungen auftreten. Zwei sehr wichtige Nebenwirkungen stellen dabei das CRS (Cytokine release syndrom) sowie das ICANS (Immune effector cell-associated neurotoxicity syndrome) dar. Bei beiden handelt es sich um Symptomkomplexe, die aufgrund einer überschießenden Immunreaktion auftreten können. Bei dem CRS, dem sog. Zytokinfreisetzungs-Syndrom (Zytokine sind

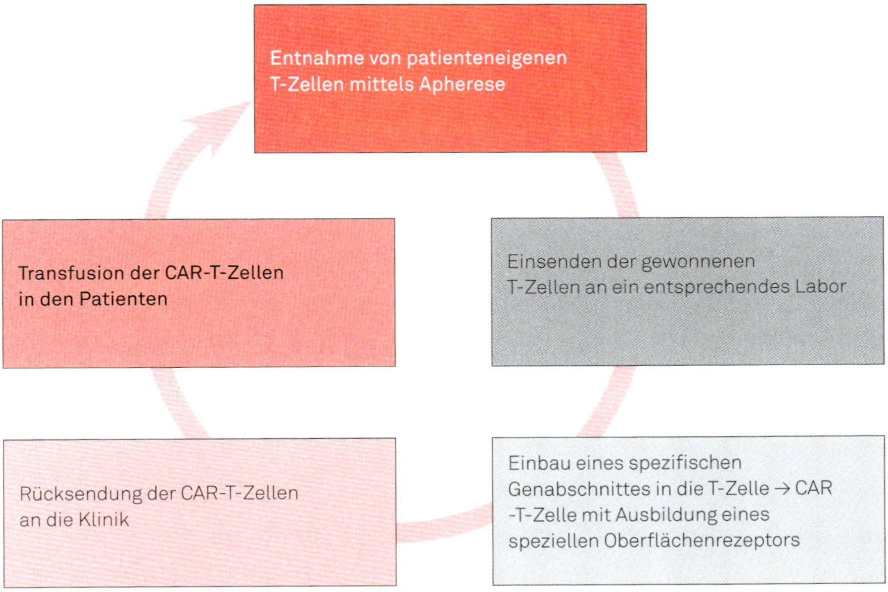

„CAR" steht hierbei für chimär. In der griechischen Mythologie wurde ein Mischwesen, z. B. eine Sphinx, als Chimäre bezeichnet.

Abbildung 5-3: Darstellung des Ablaufes der Gewinnung/Herstellung von CAR-T-Zellen (Grafik Buchautoren; © Buchautoren; mit freundlicher Genehmigung)

spezielle Botenstoffe, die Entzündungsreaktionen vermitteln können) kann es zu Fieber, schnellem Herzschlag oder niedrigem Blutdruck kommen. Im schlimmsten Falle (selten) kann ein CRS auch lebensbedrohlich werden. Bei dem ICANS kommt es zu einer Störung des Nervensystems und kann z.B. Schwindel oder Kopfschmerzen, aber auch Verwirrtheit, Sprachstörungen und in schweren Fällen auch ein Hirnödem auslösen. Die Nebenwirkungen können entweder akut oder auch erst nach mehreren Wochen auftreten und müssen oft in einem spezialisierten Krankenhaus behandelt werden.

5.2.11 Interferon

Eine weitere Therapieoption maligner Tumore bilden die Interferone. Neben einer Hemmung des Tumorwachstums können v.a. die Interferone Tumorzellen markieren und so zu deren Zerstörung beitragen. Interferon wird heute bei einigen bösartigen Bluterkrankungen (z.B. essenzielle Thrombozythämie, Polycythaemia vera) eingesetzt.

5.2.12 Stammzelltransplantation

Die Stammzelltransplantation (SZT) ist die aggressivste Möglichkeit in der Therapie maligner Erkrankungen. Stammzellen können nach entsprechender Stimulation der Stammzellen im Knochenmark aus dem peripheren Blut oder direkt durch Punktion des Knochenmarks (Knochenmarktransplantation = KMT) gewonnen werden. Nach Gabe einer solchen Therapie kann sich das Knochenmark nicht mehr adäquat erholen, der Patient benötigt eine Stammzelltransplantation. Man unterscheidet die zwei Formen allogene und autologe SZT, dargestellt in der **Abbildung 5-4:**

- *allogene SZT*: Hierbei werden dem Patienten fremde Stammzellen (eines Geschwister- oder Fremdspenders) transplantiert.
- *autologe SZT*: Hierbei werden dem Patienten seine eigenen Stammzellen, welche im Vorfeld gewonnen wurden, transplantiert.

Während und einige Wochen nach einer Transplantation besteht für die Patienten eine deutlich erhöhte Infektionsgefahr, die eine spezielle Infektionsprophylaxe erforderlich macht. Zusätzlich sind bei allogenen SZT die Patienten durch das Auftreten von akuten oder chronischen Graft-versus-host (GvH)-Reaktionen gefährdet. Daher sollten SZT's nur an spezialisierten Zentren durchgeführt werden.

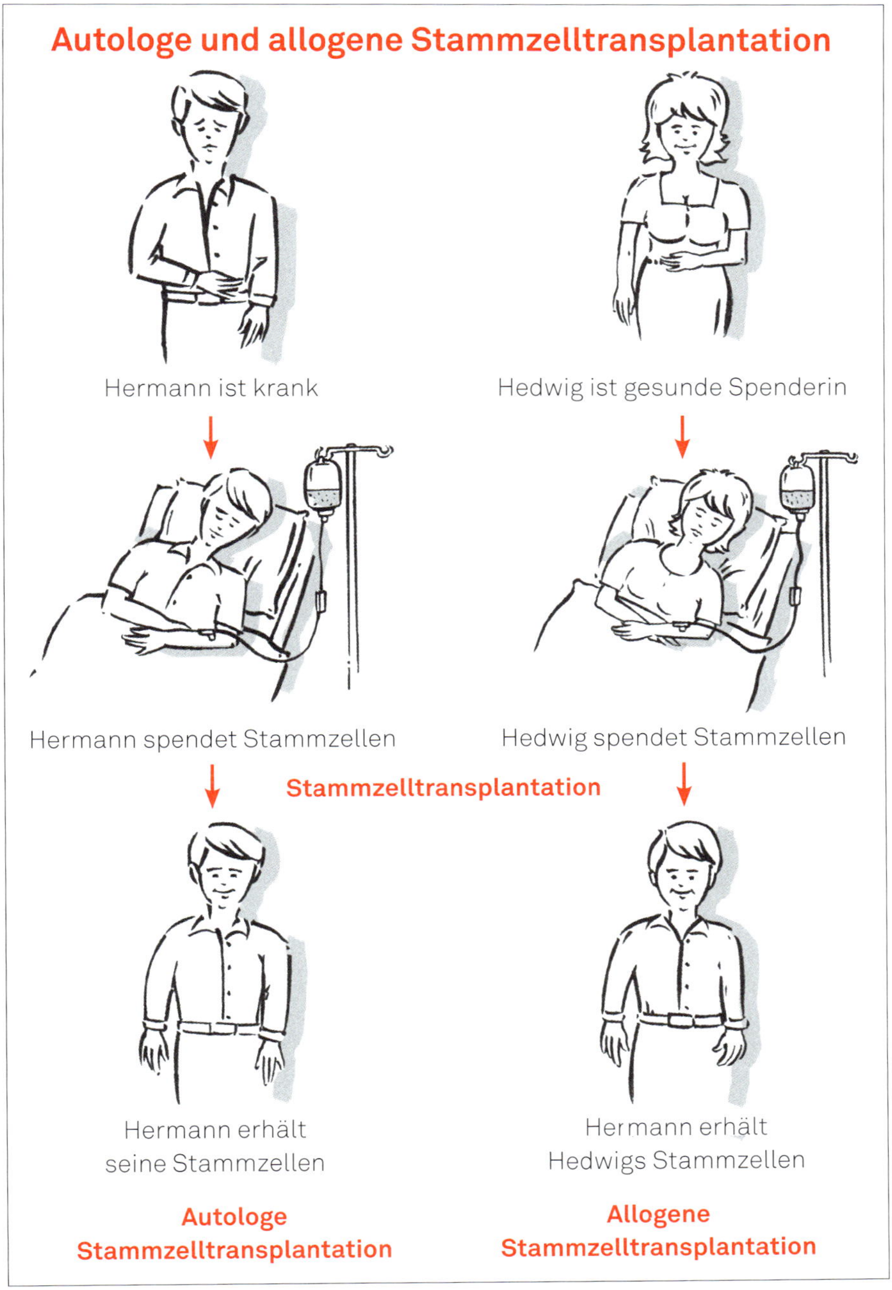

Abbildung 5-4: Die zwei Formen der Stammzelltransplantation: links autolog, rechts allogen (Grafik Onufszak; © Buchautoren; mit freundlicher Genehmigung)

5.3 Hyperthermie

Ein weiteres Therapiekonzept, welches v.a. in Kombination mit Chemo- und Strahlentherapie eingesetzt wird, ist die Hyperthermie. Hierbei wird im Tumorgebiet eine kontrollierte Temperaturerhöhung auf Werte zwischen 40 und 44 Grad vorgenommen.

Es existieren unterschiedliche Hyperthermieverfahren, die sich nach dem Ausbreitungsmuster der onkologischen Erkrankung richten.

Man unterscheidet *Oberflächen- und Tiefenhyperthermie* sowie *Ganzkörper- und Teilkörperhyperthermie*. Bei einigen ausgesuchten Tumoren kann der Einsatz der Hyperthermie, in Kombination mit Chemo- und Strahlentherapie, zu einem verbesserten Ansprechen führen. Allerdings sollten Patienten, die für eine Hyperthermie infrage kommen, ausschließlich an einer hierfür spezialisierten Klinik und möglichst innerhalb von Studien behandelt werden, da es sich um eine sehr eingreifende und nebenwirkungsreiche Therapieform handelt.

5.4 Strahlentherapie

Die Strahlentherapie ist eine sehr effektive Therapiemöglichkeit. Sie kann sowohl in adjuvanter Absicht (z.B. nach OP eines Mammakarzinoms), aber auch in palliativer Absicht (z.B. Bestrahlung von Knochenmetastasen) eingesetzt werden. Häufig wird sie in Kombination mit einer Chemotherapie verabreicht. Diese Therapie wird dann *Radio-Chemotherapie* genannt.

Bei der Bestrahlung handelt es sich meist um Elektronenstrahlen, die im Linearbeschleuniger produziert werden. Durch die Möglichkeit der modernen Durchleuchtungs- und Röntgentechnik können die Gebiete des Körpers, die bestrahlt werden sollen, sehr genau eingestellt werden. So reduziert man die früher so gefürchteten Strahlenschäden auf ein Minimum.

Die genaue Einstellung des Strahlenfeldes gewinnt man mithilfe eines Simulators. Die Strahlenfelder markiert man dann, um nicht vor jeder Bestrahlung eine neue Einstellung durchführen zu müssen.

Ein besonderes Problem stellt nach wie vor die Bestrahlung im HNO-Bereich und im Ösophagusbereich dar, da die Patienten oft eine solch schwere Mukositis (Entzündung der Schleimhäute) entwickeln, dass sie parenteral ernährt werden müssen (**Kap. 14.2; 14.4**).

Eine besondere Art der Bestrahlung ist die *stereotaktische Bestrahlung* und das *Gamma-Knife*. Mit beiden Verfahren können einzelne Metastasen, z.B. im Gehirn oder in der Leber, gezielt therapiert werden, ohne dass das gesamte Organ bestrahlt werden muss.

Einen ähnlichen Einsatz bietet auch die *Hyperfrequenzablation*, bei der mit hochfrequenten Schallwellen Metastasen vernichtet werden können.

Bei nuklearmedizinischen Verfahren werden kleine, strahlende Partikel in die Blutbahn des Patienten injiziert. Diese Partikel lagern sich im Tumorgewebe an und zerstören so den Tumor direkt vor Ort. Dieses Verfahren wird v.a. bei bösartigen Schilddrüsentumoren oder bei den seltenen Karzinoiden (sehr stoffwechselaktive Tumoren) eingesetzt.

5.4.1 Cyberknife

Es handelt sich um einen robotergestützten Linearbeschleuniger, der zur Radiochirurgie eingesetzt wird. Cyberknife wurde an der Stanford-University entwickelt und ist auch an einigen spezialisierten Zentren in Deutschland verfügbar. Die Cyberknife-Therapie wird v.a. bei singulären Hirnmetastasen, beim Leberzellkarzinom und Lebermetastasen, bei Lungenmetastasen und Metastasen der Wirbelsäule eingesetzt. Sie kommt aber auch bei gutartigen Erkrankungen wie Akustikusneurinomen und Meningeomen zur Anwendung. Vor der Vorstellung des Patienten in einem Cyberknife-Zentrum sollte geklärt werden, inwieweit die Kosten von der jeweiligen Krankenkasse übernommen werden. Die Cyberknife-Therapie ist eine einmalige Behandlung und damit für den Patienten sehr schonend und zeitsparend.

5.4.2 Stereotaktische Bestrahlung

Diese Art der Bestrahlung ist eine hochpräzise, millimetergenaue Bestrahlung von Tumoren. Sie kommt insbesondere bei Tumoren und Metastasen des Gehirns zur Anwendung. Bei der stereotaktischen Radiotherapie wird die gesamte erforderliche Strahlendosis auf mehrere Fraktionen aufgeteilt, d.h. der Patient muss mehrere Male zur Therapie kommen.

5.4.3 Selektive interne Radiotherapie (SIRT)

Die SIRT-Therapie ist eine neue Möglichkeit der Therapie bei Patienten mit hepatozellulärem Karzinom oder aber weitgehend auf die Leber beschränkten Metastasen, wenn z.B. eine OP oder eine systemische Therapie nicht mehr genügend Erfolg bringen. Beim SIRT-Verfahren wird die Strahlung über die SIR-Spheres-Mikrosphären direkt an die Tumoren in der Leber gebracht. SIR-Spheres-Mikrosphären enthalten ein radioaktives Element mit dem Namen Yttrium-90. Über die Arterien (Katheter über die Arteria femoralis) werden die kleinen Partikel direkt in die Tumoren eingebracht und bewirken dort eine lokale Strahlentherapie. Durch dieses Verfahren können Tumoren in der Leber verkleinert und das Überleben der Patienten zusätzlich verlängert werden. Während der SIRT-Therapie wird in der Regel eine Chemotherapie pausiert. Nur wenige Patienten kommen für diese Therapie infrage.

5.4.4 Radiofrequenzablation (RFA, Mikrowellenablation (MWA)

Bei der Radiofrequenz-/Mikrowellenablation wird im Bereich von Metastasen durch Zufuhr von großer Hitze eine lokale Zerstörung erreicht. In erster Linie steht dieses Verfahren für Lebermetastasen und das hepatozelluläre Karzinom zur Verfügung. Voraussetzung zur Durchführung dieser Therapie sind wenige und kleine (bis ca 3,5 cm) Leberherde. Vorteil dieses Verfahrens ist ein kurzer stationärer Aufenthalt von ca. ein bis zwei Tagen. Die Durchführung dieses Verfahrens bedarf allerdings großer Erfahrung und sollte nur an den entsprechenden Zentren durchgeführt werden.

5.4.5 Transarterielle Chemoembolisation (TACE)

Die TACE-Therapie ist eine radiologische Therapieform, die insbesondere zur Behandlung von inoperablen, hepatozellulären Karzinomen sowie für speziell ausgewählte Patienten mit singulärer Lebermetastasierung zur Anwendung kommt. Bei diesem Verfahren werden die Arterien in den Tumoren durch Embolisation verstopft. Hier wird ein spezielles Chemotherapeutikum über die Leberarterien in die Metastasen eingebracht. Als Chemotherapeutika kommen u.a. Doxorubicin, Carboplatin und Mitomycin zum Einsatz.

5.5 Vitamin-D-Therapie

Nachdem nachgewiesen wurde, dass Patienten mit hochmalignen Lymphomen bei normalem Vitamin-D-Spiegel besser auf eine systemische Therapie ansprechen, empfiehlt sich bei diesem Patientenkollektiv eine Bestimmung des Vitamin-D-Spiegels und bei Bedarf eine entsprechende Substitution.

5.6 Bisphosphonate

Beim Auftreten von Knochenmetastasen ist der zusätzliche Einsatz von Bisphosphonaten oft hilfreich, um eine Stabilisierung des Knochens zu erreichen. Es stehen intravenös (z. B. Pamidronsäure, Zoledronsäure) und subkutan (Denosumab) zu verabreichende Präparate zur Verfügung. Alle Präparate können in seltenen Fällen zu einer Kiefernekrose im Rahmen von zahnärztlichen Eingriffen führen. Deshalb ist vor Einsatz dieser Präparate eine Vorstellung beim Zahnarzt und – falls erforderlich – eine Sanierung der Zähne zwingend erforderlich. Im Verlauf der Therapie sollten weiterhin regelmäßige z. B. halbjährliche zahnärztliche Kontrolluntersuchungen erfolgen. Besonders unter Gabe von Denosumab muss zur Vermeidung einer schweren Hypocalzämie Kalzium substituiert und der Serumspiegel von Kalzium regelmäßig bestimmt werden.

5.7 Alternative und komplementäre Therapiemaßnahmen

In der Therapie krebskranker Menschen erfährt die Schulmedizin, trotz der durch sie erreichten Erfolge bezüglich Lebensqualität, Überleben, Palliativ- und Supportivmedizin, immer wieder große Kritik. Hier stehen v. a. die durch die schulmedizinischen Therapien hervorgerufenen Nebenwirkungen im Vordergrund. Die natürliche Angst des Patienten wird durch die von Medien aufgegriffenen. Horrorgeschichten weiter geschürt und verbreitet. Zudem besteht der verständliche Wunsch des Krebskranken und seiner Angehörigen sowie Freunde, selbst etwas für sich zu tun, um seine manchmal aussichtslose Lage zu verbessern. Die Suche nach Hoffnung – in einer verzweifelten Situation – gibt der Alternativmedizin genügend Raum, sich zu etablieren.

Alternativ ist vom lateinischen Wort „alter“ abgeleitet, welches hier die Bedeutung von „verschieden“ hat. Das bedeutet, dass die sog. alternativen Behandlungsangebote sich von denen der Schulmedizin unterscheiden. Im Gegensatz zur Schulmedizin liegen für die alternativen Behandlungsangebote in der Regel keine adäquat validen Ergebnisse von Behandlungsstudien vor, die nach wissenschaftlichen Kriterien durchgeführt wurden. Die Wirksamkeit der alternativen Behandlungsangebote wird dagegen häufig durch zahlreiche Fallbeispiele oder vergleichende Untersuchungen an nur wenigen Personen belegt, die einer wissenschaftlichen Überprüfung nicht ausreichend standhalten, oder auch durch den Verweis auf jahrtausendlange Erfahrung, der v. a. für fernöstliche Therapien in Anspruch genommen wird. Der Goldstandard (der als bester anerkannte Standard) für den Wirksamkeitsnachweis der schulmedizinischen Therapien ist die „prospektive, randomisierte Behandlungsstudie“, bei der nach genauer Festlegung eines Prüfplanes eine ausreichend große Anzahl von Patienten zufällig den zu überprüfenden Behandlungen zugeteilt wird und die Ergebnisse dann miteinander verglichen werden. Bei der Planung einer solchen Studie müssen international anerkannte strenge Regeln eingehalten werden, die z. B. in der Good Clinical Practice Deklaration von Helsinki festgelegt wurden, und die Genehmigung zur Durchführung der Studie von einer „Ethikkommission“ eingeholt werden.

Neben der Alternativmedizin finden wir den Begriff der *komplementären Medizin*. Komplementär ist vom lateinischen Wort „complementum“ (Ergänzung) abgeleitet und bedeutet ergänzend zu schulmedizinischen Behandlungen. Komplementäre Maßnahmen werden von vielen Betroffenen angewandt. Dabei spielen die vorhandene Angst des Erkrankten sowie die von den Herstellern/Vertreibern der Präparate und Massenmedien geweckten Hoffnungen und Wunderglauben eine wichtige Rolle. Außerdem ist zu berücksichtigen, dass selbst im Falle nachgewiesener Wirksamkeit auf gewisse Laborwerte der Nutzen für die Patienten selbst noch nicht ausreichend belegt ist.

Beide Methoden, die alternative und die komplementäre Medizin, werden unter dem Begriff *CAM* (complementary and alternative medicine) zusammengefasst. Ein weit verbreiteter Irrtum besteht darin, dass alle alternativen und komplementären Therapien keine oder nur geringe Nebenwirkungen besitzen.

Zu den komplementären Verfahren zählen z. B. Massagetechniken, psychotherapeutische Verfahren wie auch Hypnose, Verhaltenstherapie, Entspannungstechniken, Musiktherapie, Akupunktur, die Gabe von Vitaminen und Spurenelementen, teilweise in hochdosierter Form, Nahrungsergänzungsmittel sowie Physiotherapie (als eigentlich schulmedizinische Methode).

Um die Alternativmedizin zu verstehen und die uns anvertrauten Patienten darüber adäquat informieren und beraten zu können, müssen wir uns ein wenig mit Wortkunde sowie mit Magie und Mystik beschäftigen. Viele alternative Therapiemaßnahmen benutzen das Wort „Natur“ (natürlich heilen, Naturheilkunde) und legen damit ein altes medizinisches Sprichwort zugrunde: „Natura sanat, medicus curat“ (Die Natur heilt, der Arzt behandelt). Unter dem positiven Aspekt Natur – insbesondere im Zusammenhang mit heilen – wird dem Patienten ein falsches Bild, nämlich das Bild eines natürlich heilenden Prozesses (ohne Nebenwirkungen) vorgegaukelt. Der grausame, verletzende Aspekt der Natur – die „natura violans“ – wird sorgfältig unter den Tisch gekehrt.

Verfolgt man die Werbekampagnen alternativer Heilmethoden, werden diese häufig im Zusammenhang mit Naturbildern dargestellt, z. B. ein Bioresonanzgerät im blühenden Kornfeld, oder eine glücklich vereinte Familie im Grünen – jeweils mit dem Hinweis auf ein Medikament. Genau an diese Sichtweise der Natur schließen sich Magie und Mystik an, die, wie wir sehen werden, grundsätzliche Säulen der alternativen Therapiemaßnahmen darstellen.

Magisches Denken kommt, im Gegensatz zu logischem Denken, dem Krebskranken in seiner verzweifelten Situation zugute. Logisches Denken würde heißen, die Krebskrankheit und deren Verlauf zu akzeptieren, sie bis zu ihrem bitteren Ende zu durchdenken. Magisches Denken dagegen gibt dem Kranken die Möglichkeit, der Gewissheit zu entrinnen, denn wie der amerikanische Kulturanthropologe Malinowski treffend beschreibt: „... entspricht Magie einer Wunschvorstellung; sie ist ein irrationaler, symbolischer Versuch, unkontrollierbare Vorgänge zu beeinflussen" (Gülker, 2019). Hiermit ist das Ziel vieler alternativer Therapiemaßnahmen treffend geschildert.

Der magisch/mystische Aspekt medizinischen Handelns zieht sich durch die gesamte Medizingeschichte und erfährt in der heutigen Alternativmedizin einen neuen Höhepunkt.

Zwei Prinzipien lassen sich hier nachvollziehen:

- Prinzip: Teil eines Ganzen
- Prinzip: Gleiches bewirkt Gleiches

Veranschaulichen wir dies an zwei Beispielen:

- Irisdiagnostik Prinzip: Teil eines Ganzen;
- Misteltherapie Prinzip: Gleiches bewirkt Gleiches (Mistel ist ein Schmarotzer/ Krebs ist ein Schmarotzer – daraus folgt: Mistel heilt Krebs).

Unter Berücksichtigung der magischen Denkweise ist es nicht verwunderlich, dass Erhebungen in den verschiedensten Regionen der westlichen Welt darauf hinweisen, dass etwa 50 % der Patienten im Laufe einer Tumorerkrankung auch nicht schulmedizinische Behandlungsmethoden anwenden.

Der Wunsch eines Patienten nach einem alternativen Therapieverfahren sollte stets ernst genommen werden, da bei alternativen Therapiemaßnahmen durchaus mit Nebenwirkungen zu rechnen ist. Das ist im Bereich der alternativen Therapiemaßnahmen, die häufig nur eine sehr fragliche Wirksamkeit aufweisen, von besonderer Bedeutung, da nur dann das Auftreten von Nebenwirkungen grundsätzlich akzeptabel ist, wenn eine sichere Wirksamkeit eines Präparates unterstellt werden kann. In einer gemeinsamen Stellungnahme der Deutschen

Krebsgesellschaft, der Deutschen Gesellschaft für Hämatologie und Onkologie sowie der Deutschen Gesellschaft für Pädiatrische Onkologie und Hämatologie zum Thema „Moderne Krebsbehandlung: Wissenschaftlich begründete Verfahren und Methoden mit unbewiesener Wirksamkeit" (Drings et al., 1995) findet sich folgender Warnhinweis: „Unsere noch ungenügenden Kenntnisse über die verschiedenen Abwehrmechanismen sollten den Ärzten größte Zurückhaltung in der unkritischen Anwendung von Verfahren zur ‚Abwehrsteigerung' auferlegen. Eingriffe in das Immunsystem können für den Patienten nicht nur günstig, sondern auch schädigend sein."

Ein weiterer, wesentlicher Gesichtspunkt sind die Kosten der alternativen/komplementären Therapiemaßnahmen, die in der Regel nicht von den Krankenkassen getragen werden.

Es ist insbesondere darauf hinzuweisen, dass viele Patienten befürchten, eine kürzere Lebenserwartung zu haben, weil sie die Kosten für eine alternative Therapie nicht aufbringen können.

Deshalb muss das vorrangige Ziel des Onkologen sein, den Patienten umfassend über eine mögliche, alternative Therapie aufzuklären, sodass dieser die Therapie selbst einschätzen und auch ohne Gewissensbisse ablehnen oder beenden kann. Nur so wird es, wenn überhaupt, möglich sein, den Patienten von seinem Vorhaben abzubringen.

Ein besonderes Problem in unserer Informationsgesellschaft ist, dass jeder Patient sehr leicht Zugang hat zu allerlei Publikationen in Printmedien, Funk und Fernsehen sowie über das Internet. Oft sind diese „Informationen" unkritisch und wenig objektiv. Sie bieten offene oder versteckte Werbung für eine bestimmte Methode, ohne jedoch einen plausiblen medizinischen Hintergrund dafür zu liefern, geschweige denn einen Nachweis für eine Wirksamkeit und noch weniger einen Nutzen für den Patienten zu erbringen. Wer lange genug aggressiv wirbt, kann jedes Produkt zum Verkaufsschlager machen (vergleiche: Zigarettenwerbung).

Dies trifft z.B. für vielfach angebotene „endgültig heilende Methoden" in der adjuvanten Situation zu. Patienten geraten nach lokal saniertem Tumorleiden immer wieder an Wunderheiler, die im „Mäntelchen der Wissenschaftlichkeit" ihre Verfahren anbieten. Die Patienten müssen dann ihre Ängste und Befürchtungen vor einem ungünstigen oder rezidivierenden Krankheitsverlauf teuer bezahlen. Oft fehlen vertragliche Regelungen über den endgültigen Kostenaufwand. Hier muss der Patient immer nachhaltig beraten werden.

Das generelle Problem, dass jeder behandelnde Arzt bei ungünstiger Prognosekonstellation nach sanierender Primärtherapie unter erheblichen Handlungsdruck gerät, darf nicht dazu führen, „adjuvante“ Therapien durchzuführen, deren Wirksamkeit nicht belegt ist. Oft noch ausgeprägter ist das von Patienten und/oder Angehörigen ausgehende Behandlungsverlangen in der palliativen Situation. Tendenziell ergibt sich daraus ein Ausweichen auf häufige Verlaufskontrollen, die keine Konsequenzen haben, und Therapien ohne vorhersagbare oder gesicherte Wirkung. Das ärztliche Selbstverständnis setzt jedoch eindeutig voraus, dass jeder Arzt für jede medizinische Handlung auch eine medizinische Indikation nachweisen muss. Im Gegensatz dazu ist in der Gesellschaft die Grundhaltung weit verbreitet, dass alles machbar ist. Aufgabe des beratenden Onkologen ist es, einseitige oder unvollständige Informationen zu korrigieren, zurechtzurücken und zu ergänzen.

Allgemein lässt sich feststellen: Je gefestigter das Vertrauensverhältnis zwischen behandelndem Arzt einerseits und Patient und Angehörigen andererseits ist, umso weniger werden selbsternannte Wunderheiler gefragt sein. Dabei spielen auch Zusammenarbeit und Absprache des Onkologen mit dem Hausarzt des Patienten – als seinem persönlichen Berater – eine nicht zu unterschätzende Rolle.

Heilungsanspruch?

Im Zusammenhang mit den unkonventionellen Verfahren wird oft von „alternativen Heilmethoden“ gesprochen. Das in dieser Nomenklatur integrierte Wort „Heilung“ dürfte jedoch in diesem Zusammenhang nicht benutzt werden, da es keinerlei Anhaltspunkte und erst recht keinen Nachweis darüber gibt, dass durch diese Verfahren eine Heilung von Tumorkranken erreicht werden könnte.

Im Folgenden werden einige häufige Beispiele von Therapiemaßnahmen sowohl aus dem alternativen als auch komplementären Bereich angesprochen.

Antioxidanzien

Während der positive Einfluss von Lebensstilfaktoren wie ausreichende Bewegung, Meiden einer übermäßigen Gewichtszunahme und vitaminreiche Ernährung belegt wurde, ist der Einsatz von Antioxidanzien insbesondere neben einer Chemo- oder Strahlentherapie weiterhin umstritten. Zurzeit wird von Ökotrophologen diskutiert, ob die regelmäßige Einnahme von Zink, Selen etc. auf Dauer die normale Resorption anderer Stoffe behindert. Es liegen Hinweise dafür vor, dass eine Selensupplementation die Hämato- und Nephrotoxizität cisplatin-haltiger Chemotherapieschemata senken könnte, ein Effekt auf die Überlebenszeit wurde aber nicht gefunden. Eine verlässliche Beurteilung der Studienlage ist derzeit nicht möglich, insbesondere da sich auch Zusammensetzung, Dosierung, Timing und Dauer der Supplementation in den Studien sehr unterscheiden.

Phytotherapie

Es entspricht der allgemeinen Auffassung, dass Phytotherapeutika im Gegensatz zu synthetisch erzeugten Substanzen als unschädlich angesehen werden und keine ernsthaften Nebenwirkungen nach sich ziehen. Diese Vorstellung ist leider grundsätzlich falsch.

Pflanzliche Tees können mit Schwermetallen kontaminiert sein. PC-SPES, das zur Behandlung des Prostatakarzinoms eingesetzt wurde, wurde in China hergestellt und enthielt u.a. Diethylstilbestrol und Coumadin, außerdem wurden Anstiege von Leberwerten nach chinesischem Tee beschrieben. Phytotherapeutika interagieren mit dem hepatischen Cytochrom P450 und damit der Metabolisierung von Medikamenten. Die Spiegel von Zytostatika können erhöht werden durch Phytotherapeutika, die P450 inhibieren, z.B. Traubenkernextrakt, Ginseng, Quercetin, Baldrian, Grapefruit, Echinacea und einige chinesische Tees. Auf der anderen Seite können Induktoren des P450-Zytochroms wie Kava-Kava, Lakritz und Johanniskraut die Spiegel von anderen Medikamenten signifikant senken.

Bei dem Einsatz phytotherapeutischer Medikamente ist deshalb nicht nur eine Qualitätskontrolle der eingesetzten Präparate zwingend erforderlich, sondern auch eine genaue Prüfung, inwieweit die Wirksamkeit anderer Medikamente durch diese Präparate beeinflusst werden kann.

„Krebs-Diäten“

Einige der Diäten sind vom Nahrungsangebot inadäquat. Manche verwenden möglicherweise toxische Megadosen von Vitaminen und anderen Substanzen. Krebsdiäten führen v.a. zu einer Herabsetzung des Wohlbefindens und der Leistungsfähigkeit und können daher durchaus auch kontraproduktiv sein.

Bioresonanztherapie

In den letzten Jahren hat in Deutschland die Bioresonanztherapie oder auch biokybernetische Medizin sowohl in der Diagnostik wie auch als Therapieverfahren einen großen Aufschwung erzielt. Das Verfahren, welches 1977 erstmals von dem Arzt Franz Morell beschrieben wurde, beruht auf einer Therapie mit patienteneigenen Schwingungen. Negative, vom Patienten ausgehende Schwingungen, sollen vom Bioresonanzgerät gelöscht, schwach positive gestärkt werden. Nimmt man zur Therapie noch externe, natürliche Schwingungen hinzu, spricht man von

Multi-Resonanztherapie. Krankmachende, vom Patienten ausgehende Schwingungen werden vom Gerät aufgenommen, gedreht, gelöscht oder je nach Bedarf mit natürlichen Fremdschwingungen versetzt und so als positive Schwingungen in den Patienten zurückgeführt.

Interessanterweise gibt es keine spezielle Ausbildung zum Bioresonanztherapeuten, das erforderliche Wissen wird durch die gerätevertreibende Firma vermittelt.

Für die Bioresonanztherapie liegen keinerlei adäquate wissenschaftliche Studienergebnisse bezüglich der angeführten Indikationen vor. Die Therapiekosten liegen bis zu 250 Euro pro Sitzung.

Homöopathie

Der Wirkungsanspruch der Homöopathie lässt sich bereits vom Namen „homoios“ (gleichartig, ähnlich) herleiten und ist ein typisches Beispiel für das magische Prinzip „Gleiches bewirkt Gleiches“.

Die eingesetzten Medikamente sollen beim gesunden Menschen nämlich ähnliche Wirkungen hervorrufen wie die zu behandelnden Erkrankungen, gegen die sie eingesetzt werden.

Der Begründer der Homöopathie Samuel Hahnemann (1755–1843) gibt oben genanntes magisches Prinzip wörtlich als Begründung seiner Therapie wieder: „Similia, similibus curentur: Ähnliches soll durch Ähnliches geheilt werden.“

Nachdem die Homöopathie um 1990 eine Blüte in den USA erlebt hatte, ebbte sie dort wieder ab, nahm dafür aber v. a. in den europäischen Ländern zu. In Deutschland zählt sie heute zu den am meisten eingesetzten komplementären Verfahren. Neben den durch die Ähnlichkeitstheorie gewonnenen Arzneimittelbildern beruht die Homöopathie auf der Herstellung von Potenzen, d. h. stark verdünnten Lösungen, in denen bei entsprechend hoher Potenz jenseits der Loschmidt'schen Zahl kein Molekül des ursprünglichen Wirkstoffes enthalten sein kann. Dieses Vorgehen, das dem magischen Prinzip „Teil eines Ganzen“ entspricht, geht davon aus, dass die Wirkung des homöopathischen Mittels nicht auf der Arzneisubstanz beruht, sondern dass das Lösungsmittel die Information der Substanz weiterträgt. Gefährlich in der Anwendung homöopathischer Mittel ist, dass die Homöopathen die sogenannte „Erstverschlimmerung“ (die etwa bei jedem fünften Behandelten während der Therapie auftritt) als positives Zeichen, sozusagen als „Therapieerfolg“ werten. Dieses kann zur Verkennung und Vernachlässigung schwerer Komplikationen einer Erkrankung führen. Zusätzlich können Homöopathika bis zu einer Potenz von D 8 allergische Reaktionen hervorrufen. Gerade bei niedrigen Potenzen können die in der Homöopathie verwendeten Gifte (wie Arsen, Blei, Cadmium und Quecksilber), insbesondere bei Kindern, zu schweren Vergiftungen führen. Überprüfbare Wirkungsnachweise, insbesondere bezüglich onkologischer Therapien, liegen nicht vor.

Enzympräparate und Organotherapie

Beispiele sind Thymusextrakt, Wobenzym, Factor AF2. Diese Präparate, die eine Stimulation des Immunsystems bewirken sollen, sind in der Regel sehr teuer. So kostet z. B. die monatlich empfohlene Wobenzym-Therapie, die nicht von den gesetzlichen Krankenkassen bezahlt wird, den Patienten ca. 80 Euro. Eine Wirkung gegen bösartige Tumoren ist bisher nicht belegt worden. Eine schädliche Wirkung der Präparate ist bisher nicht nachweisbar, wobei zu bedenken ist, dass einige dieser Präparate von Rindern stammen und durchaus an einer BSE-Übertragung beteiligt sein können.

Eigenbluttherapie

Hier wird dem Patienten zunächst Blut entnommen, dieses meist ein wenig mit Sauerstoff versetzt und dann dem Patienten in den Muskel injiziert. Diese Therapie, die bisher keinen Nutzen zeigte, kann bei chemotherapierten Patienten mit einer Thrombozytopenie und Leukopenie zu therapiebedürftigen Hämatomen und/oder Abszessen führen.

Eigenblutbehandlung mit „patienteneigenen" Botenstoffen (Zytokine)

Als Ausgangsstoff dient ebenfalls Blut des Patienten. Die Blutzellen sollen durch eine Behandlung im Labor zur Bildung eigener tumorhemmender Stoffe angeregt werden. Der Wirksamkeitsnachweis konnte bisher nicht vorgelegt werden. In diesem Zusammenhang muss klargestellt werden, dass die Erteilung einer Herstellungserlaubnis durch die Behörden keine Bescheinigung der Wirksamkeit der Methode bedeutet.

Zudem ist darauf hinzuweisen, dass i. m. Spritzen unter Chemotherapie (Leukopenie, Thrombopenie) zu erheblichen Komplikationen führen können (Abszesse, Sepsis) und ohne dringende Indikation vermieden werden sollten.

Sauerstoff-Mehrschritt-Therapie (SMT)

Beispiel wäre die Therapieform nach Manfred von Ardenne. Hier besteht die Vorstellung, dass durch vermehrte Sauerstoffgabe die Tumorzellen geschädigt werden können; eine Vorstellung, für die es aus der Sicht des zu behandelnden Patienten keinen Beleg für die Wirksamkeit gibt.

Interessanterweise liegt die Ausbildung für die SMT in den Händen der SMT-Gesellschaften und dauert nur einen Tag. Gefährlich ist die Anwendung der SMT für Patienten mit chronischem Sauerstoffmangel, da hier im Blut eine Kohlendioxidnarkose auftreten kann.

Ganzkörperhyperthermie

Das Prinzip der Ganzkörperhyperthermie beruht auf der in die Antike zurückführenden Vorstellung, dass Fieber krankmachende Substanzen im Körper verbrennt. Außerhalb der an den Universitätskliniken durchgeführten Hyperthermien, die in der Regel in Kombination mit einer Chemotherapie erfolgen, ist die Fiebertherapie für Krebspatienten ungeeignet.

Mistelextrakte

Die Mistel wurde erstmals von dem Philosophen R. Steiner in die Krebsbehandlung auf der Ebene des Äther- und Astralleibes (nicht aber des physischen Leibes) eingeführt und stellt nach wie vor ein „medizinisches" Heilmittel der Anthroposophen dar. Aufgrund ihrer Popularität, geweckt durch umfangreiche Werbemaßnahmen und wegen ihrer beachtlichen Umsätze, verdienen Mistelextrakte gesonderte Betrachtung. Trotz zahlreicher ausgeklügelter Werbemaßnahmen liegen zurzeit keine wissenschaftlich anerkannten Studien vor, die Hinweise für die Wirksamkeit der Mistel bezüglich antitumoraler Wirkungen oder Verbesserung der Lebensqualität aufzeigen würden. Im Gegensatz dazu aber konnte in Untersuchungen nachgewiesen werden, dass Mistel durchaus tumorwachstumsfördernde Wirkung über das sog. Interleukin-2-System besitzen kann. Hiervon betroffen sind v.a. die hämatologischen Erkrankungen, z.B. Lymphome oder Leukämien, aber auch Ovarialkarzinome und Mammakarzinome. Insbesondere sei darauf hingewiesen, dass die Wirkungsweise von Mistel auf dem mystischen Konzept (Gleiches bewirkt Gleiches) beruht (Mistel ist ein Schmarotzer – Krebs ist ein Schmarotzer, also hilft Mistel gegen Krebs). Vor dem Einsatz von Mistelpräparaten kann bis zum Beweis des Gegenteils also nur gewarnt werden.

Da der Markt von sogenannten alternativ wirksamen Medikamenten überschwemmt wird, sollte der Patient stets dazu aufgefordert werden, diese Medikamente kritisch zu prüfen.

6 Therapieerfolg

Wenn wir einem Patienten eine tumorspezifische Therapie (z.B. Chemotherapie, Strahlentherapie, Operation, Antikörpertherapie, immunologische Therapie) zukommen lassen, müssen wir auch den Therapieerfolg kontrollieren, denn im Rahmen der tumorspezifischen Therapie nützen wir nicht nur dem Patienten, sondern konfrontieren ihn auch mit therapiespezifischen Nebenwirkungen. In der Kontrolle des Behandlungserfolges unterscheiden wir:

- **Die Vollremission:** Der Tumor ist weder durch klinische Untersuchung noch durch eine apparative diagnostische Möglichkeit nachweisbar. Der Patient ist tumorfrei.
- **Die Partialremission:** Der Tumor hat auf die Therapie angesprochen, er ist messbar kleiner geworden. Zusätzlich haben sich tumorspezifische Symptome, wie z.B. Nachtschweiß, Gewichtsverlust, Appetitmangel, Schmerzen zurückgebildet.
- **Stable Disease:** Durch die Behandlung ist ein Wachstumsstillstand des Tumors erreicht worden.
- **Progressive Disease:** Der Tumor wächst unter einer tumorspezifischen Therapie; die durch den Tumor bedingten Symptome verschlimmern sich.

Zur Beurteilung von Therapieverfahren werden die Klinik (Verlauf von Schmerzen, Atemnot, Appetit, Gewicht), Labor (Blutbildverlauf, LDH-Verlauf, aP-Verlauf) sowie apparative Möglichkeiten (Ultraschall, CT, MRT, PET) herangezogen.

Während die klinischen Kontrollen laufend durchgeführt werden, erfolgen apparative diagnostische Kontrollen in der Regel nach dem dritten oder vierten Chemotherapiezyklus.

7 Onkologische Erkrankungen

Dieses Kapitel stellt ausgewählte onkologische Erkrankungen vor und beschreibt u.a. die Ursachen, die Symptome, die Klassifizierung sowie die Therapiemöglichkeiten.

7.1 Bronchialkarzinom

Das Bronchialkarzinom stellt eine Krebserkrankung dar, die zum Großteil auf Nikotinabusus zurückzuführen ist und damit vermeidbar wäre. 80–90 % der Bronchialkarzinome lassen sich auf das Rauchen zurückführen, wobei das zu erwartende Erkrankungsrisiko von der Anzahl der Zigaretten, der Anzahl der gerauchten Jahre, Rauchbeginn und Art der Zigaretten abhängt. Neben Rauchen gelten als Risikofaktoren für das Bronchialkarzinom:

- Passivrauchen (ca. 4 % der gesamten Bronchialkarzinomerkrankungen)
- Asbest
- Vorangegangene Bestrahlung des Thorax.

Leider gibt es noch keine geeignete Vorsorgeuntersuchung für das Bronchialkarzinom. Untersuchungen der Lungen mittels Röntgen und Sputum-Zytologie konnten das Mortalitätsrisiko (Sterberisiko) nicht verringern. Ein guter Ansatz zur Prävention ist das in vielen europäischen Ländern eingeführte Verbot, an öffentlichen Plätzen und Arbeitsstätten zu rauchen. Hier können wenigstens die bisherigen Passivraucher geschützt werden.

Folgende *Symptome* treten beim Bronchialkarzinom auf: Husten, blutiger Auswurf, Heiserkeit (hervorgerufen durch eine Rekurrens-Parese/Lähmung des Stimmnervs), Pleuraergüsse, obere Einflussstauung (Notfallsituation), Nervenlähmung (z. B. Horner-Syndrom/Läsion des zervikalen Sympathikus, Miosis, Ptosis, Enophthalmus), Schmerzen, Gewichtsverlust und paraneoplastische Syndrome (**Kap. 10**).

Die Diagnose des Bronchialkarzinoms wird gestellt über bildgebende Verfahren, z. B. Röntgen-Thorax, CT, MRT, PET sowie durch die histologische Sicherung mittels Bronchoskopie, OP oder Mediastinoskopie. Gelegentlich reicht auch für die Diagnoseermittlung die Zytologie aus, z. B. nach Punktion eines Pleuraergusses.

Nach Diagnosestellung muss eine sog. Staging-Untersuchung erfolgen (meist CT des Schädels/Abdomens, Sklelettszintigramm), da viele Patienten, insbesondere beim Vorliegen eines kleinzelligen Bronchialkarzinoms, bereits bei Diagnosestellung Metastasen aufweisen.

Wir unterscheiden zwei große Gruppen der Bronchialkarzinome:

- Kleinzelliges Bronchialkarzinom (small cell lung cancer = SCLC)
- Nicht- kleinzelliges Bronchialkarzinom (non small cell lung cancer = NSCLC).

Kleinzellige Bronchialkarzinome haben einen Anteil von 15–20 % an den Bronchialkarzinomen und sind gekennzeichnet durch sehr frühe Metastasierung. Hier sind bei Erstdiagnose bereits über 40 % der Patienten makroskopisch metastasiert. Unter 10 % der Patienten sind primär operabel, dabei handelt es sich hier oft um Zufallsbefunde. Der klassische Tumormarker für das kleinzellige Bronchialkarzinom ist die *NSE (neuronenspezifische Enolase).*

Wir unterscheiden beim kleinzelligen Bronchialkarzinom zwei Gruppen:

- Gruppe der Limited-Disease-Erkrankung: Der Tumor beschränkt sich auf einen Lungenflügel und regionäre Lymphknoten.
- Gruppe der Extended-Disease-Erkrankung. Hier sind bereits Metastasen vorhanden.

Therapie des kleinzelligen Bronchialkarzinoms

Bei der Limited Disease kommt neben der systemischen Therapie eine zusätzliche Bestrahlung des Mediastinums und des Schädels obligatorisch hinzu. Ohne Hirnbestrahlung besteht bei Limited Disease ein 30 %iges Risiko, an einer Hirnmetastase zu erkranken. Der Therapieansatz bei Limited Disease ist primär kurativ, wobei nur wenige Patienten eine echt kurative Chance auf Dauer besitzen. Bei der Extended Disease handelt es sich von vornherein um eine palliative, also eine nicht mehr heilbare Situation. Die am häufigsten beim kleinzelligen Bronchialkarzinom sowohl bei Limited als auch bei Extended Disease eingesetzten Chemotherapie-Protokolle sind:

- CEV-Protokoll (Carboplatin/Etoposid/Vindesin)
- ACE-Protokoll (Adriamycin/Cyclophosphamid/Etoposid)
- ACO-Protokoll (Adriamycin/Cyclophosphamid/Vincristin).

In der Erstlinientherapie hat die immunonkologische Substanz Atezolizumab in Kombination mit Chemotherapie eine Zulassung erhalten. Ein sog. Sekundär-Protokoll, d.h. ein Protokoll bei erneutem Auftreten des Tumors oder Progress des Tumors, ist z.B. Topotecan.

Durch sein schnelles Wachstum spricht das kleinzellige Bronchialkarzinom in der Regel sehr schnell auf Chemotherapie an. Nichtsdestotrotz sind die Überlebensraten relativ niedrig. Eine neue Entwicklung in der Therapie des kleinzelligen Bronchialkarzioms ist die zusätzliche Gabe immunonkologischer Substanzen (z.B. Atezolizumab) zu einer platinhaltigen Chemotherapie). Hierdurch konnte das Überleben von Patienten verbessert werden.

Therapie der nicht-kleinzelligen Bronchialkarzinome

Die nicht-kleinzelligen Bronchialkarzinome gliedern sich in die Plattenepithelkarzinome (ca. 30 %) und die Adenokarzinome (ca. 40 %) sowie einige seltene Untergruppen. Eine Untergruppe der Adenokarzinome bilden die bronchoalveolären Karzinome, die durch besonders ungünstigen Verlauf und schlechtes Ansprechen auf die Chemotherapie gekennzeichnet sind. Selten kommen neuroendokrine Lungentumoren vor, die dann in der Regel wie neuroendokrine Tumoren behandelt werden müssen.

Als Tumormarker eignen sich bei nicht kleinzelligen Bronchialkarzinomen CYFRA 21 und CEA.

Die Einteilung der nicht-kleinzelligen Bronchialkarzinome erfolgt nach dem TNM-System, dargestellt in **Tabelle 7-1**. Diese Einteilung ist wichtig für das therapeutische Vorgehen.

Die beste therapeutische Option, die Operation, die häufig als Pneumektomie (Entfernung eines Lungenflügels) durchgeführt wird, ist nur im Stadium I und II und bei ausreichend gutem Allgemeinzustand des Patienten möglich. Doch selbst bei erfolgreichen Operationen kommt es häufig zum Auftreten von Metastasen im späteren Verlauf. Ist eine Operation nicht möglich, kann eine lokale Strahlentherapie (Radiatio), eine Radio-Chemotherapie (z.B. mit Cisplatin oder Vinorelbin/Carboplatin) oder eine systemische antiproliferative Therapie zum Einsatz kommen. Letztere richtet sich nach dem Ergebnis der Mutationsanalyse und des PDL-1-Status. Ist eine Therapie mit Signaltransduktionshemmern oder Immunonkologika nicht möglich, werden Zytostatika eingesetzt. Hier kommen je nach

Tabelle 7-1: TNM-Klassifikation des Bronchialkarzinoms (Eigendarstellung)

T	Primärtumor
TX	Primärtumor kann nicht beurteilt werden.
T0	Kein Anhalt für Primärtumor
Tis	Carcinoma in situ
T1	Tumor 3 cm oder weniger
T2	Tumor mehr als 3 cm in größter Ausdehnung
T3	Tumor jeder Größe mit direkter Infiltration einer Wandstruktur, z. B. Brustwand, Zwerchfell, Pleura
T4	Tumor jeder Größe mit Infiltration einer der folgenden Strukturen, z. B. Mediastinum, Herz, große Gefäße, Trachea, Ösophagus

Allgemeinzustand des Patienten eine Mono-Chemotherapie (für ältere Patienten und Patienten in schlechtem Allgemeinzustand) oder Kombinationstherapien (für jüngere Patienten oder Patienten in gutem Allgemeinzustand) zum Einsatz. Wichtige eingesetzte Substanzen sind Gemcitabin, Paclitaxel, Docetaxel, Vinorelbin und Pemetrexed. Neue Studien haben gezeigt, dass die Bestimmung des Mutationsstatuses (z. B. EGFR-Rezeptorstatus) für das Ansprechen eines small molecules von wesentlicher Bedeutung ist. Bei Vorliegen eines Adenokarzinoms und Mutationsstatus bzgl. des EGFR-Rezeptors kann z. B. von einem guten Ansprechen einer Therapie mit einem small molecul ausgegangen werden. Weitere wichtige Rezeptoren bezüglich des Vorliegens einer Mutation sind z. B. KRAS, ROS 1, ALK, BRAF, NTRK und MET.

Beispielsubstanzen sind Osimertinib, Erlotinib, Gefitinib, Afatinib und Lorlatinib.

Bei nur 3–7 % aller Bronchialkarzinompatienten liegt eine EML4-ALK-Mutation vor. Diese Patienten sprechen z. B. besonders gut auf einen Tyrosinkinaseinhibitor namens Crizotinib an. Beim Adenokarzinom der Lunge ist diese Mutation bei 10–20 % der Tumoren nachweisbar. Crizotinib kann in der Erstlinienbehandlung bei Lungenkarzinompatienten mit entsprechendem ALK-Nachweis eingesetzt werden. In der Zweitlinientherapie steht mit Ceritinib ein anderer Tyrosinkinaseinhibitor zur Verfügung.

Bei der Behandlung des Bronchialkarzinoms hatte es sich gezeigt, dass – bei passender Mutation – die Erstlinientherapie mit Tyrosinkinaseinhibitoren bessere Therapieergebnisse zeigt als eine Chemotherapie. Damit kommt der personalisierten Medizin gerade in diesem Bereich eine besondere Bedeutung zu. Aber nicht nur die Tyrosinkinaseinhibitoren haben ihren Platz in der antiproliferativen Therapie des Bronchialkarzinoms, sondern auch immunonkologische Verfahren, z. B. Nivolumab und Pembrolizumab oder Durvalumab.

Vor Beginn einer immunologischen Therapie muss nachgewiesen werden, dass keine Mutationen eines Rezeptors vorliegen. Zusätzlich ist in bestimmten Fällen die Bestimmung des PDL1-Status erforderlich. Vor allem die Bestimmung des Mutationstatuses kann bis zu drei Wochen dauern und damit den Therapiebeginn entsprechend verzögern.

Alle neuen Therapieverfahren haben trotz der erzielten Erfolge nach wie vor palliativen Charakter.

Bedenkt man, dass die meisten Bronchialkarzinome durch Rauchen verursacht werden und täglich allein in Deutschland ca. 350 Menschen an Bronchialkarzinomen versterben (das entspricht dem täglichen Absturz einer Boing 747), sollte alles darangesetzt werden, Rauchen zu vermeiden.

Mehrere Arbeiten konnten zudem zeigen, dass Nikotin selbst keineswegs harmlos ist, sondern ein eigenes Prokarzinogen darstellt, welches die Apoptose (Zelltod) der Tumorzellen verhindert und die Wirkung von Zytostatika (insbesondere Taxane, Gemcitabin und Cisplatin) und small molecules inhibiert (behindert).

Auch Nikotinpflaster, die zum Rauchentzug eingesetzt werden, sind also mit Vorsicht zu genießen. Erfreulicherweise konnte aber durch eine Arbeit von Doll gezeigt werden, dass beim Rauchstopp unter 34 Jahren die Lebenserwartung genauso hoch ist wie bei Nichtrauchern.

Aktive Raucher dagegen besitzen eine um etwa 12 Jahre reduzierte Lebenserwartung verglichen mit Nichtrauchern. Grund genug für das „Nein“ zur Zigarette.

7.2 Mammakarzinom

Jährlich erkranken in Deutschland über 70 000 Frauen an einem Mammakarzinom. Damit ist dieser Tumor die häufigste Krebserkrankung der Frau in Deutschland. Durch die Verbesserung der Früherkennung und die adjuvante Therapie konnte die Mortalität (Sterblichkeit) am Mammakarzinom in den letzten Jahren um 25 % gesenkt werden.

Ein wichtiger Risikofaktor bezüglich der Entstehung eines Mammakarzinoms ist die Mutation im BRCA1-Gen und BRCA2-Gen. Patientinnen mit auffälliger familiärer Häufung von Mammakarzinomen, z. B. bei Schwestern, Mutter oder Tante, sollten sich einer genetischen Untersuchung unterziehen, v. a. da mit den Veränderungen des BRCA-Gens häufig ein zusätzlich erhöhtes Risiko für ein Ovarialkarzinom besteht.

Die Langzeiteinnahme von hormonellen Kontrazeptiva hat möglicherweise eine geringgradige Erhöhung des Brustkrebsrisikos zur Folge. Die Östrogensubstitution nach der Menopause erhöht das Brustkrebsrisiko pro Jahr der Östrogenbehandlung um ca. 4 %; nach 5 Jahren Östrogeneinnahme liegt das relative Risiko bei 1,46 %.

Im Rahmen der Vorsorgeuntersuchung steht nach wie vor die Selbstuntersuchung der Brust an erster Stelle, gefolgt von der Mammografie, die ab dem 45. Lebensjahr etwa zwei-jährlich erfolgen sollte. Je nach dem Grad einer in der Mammografie entdeckten Veränderung nach dem BI-RADS-System (breast imaging reporting and data system) wird eine Probeexzision oder nur eine Kontrollmammografie durchgeführt. Die **Tabelle 7-2** fasst die Veränderungen nach dem BI-RADS-System und die klinischen Konsequenzen zusammen.

Wird vom Pathologen ein Tumor diagnostiziert, ist es sowohl wichtig, das Tumorstadium nach dem TNM-System festzulegen als auch den Hormonrezeptorstatus für Östrogen und Progesteron sowie den HER2/neu-Status zu bestimmen.

In den meisten Fällen kann heutzutage brusterhaltend operiert werden. An jede brusterhaltende OP muss sich aber eine Strahlentherapie der Brust anschließen, da ansonsten ein deutlich erhöhtes Risiko für ein lokales Rezidiv (ungefähr 30 %) besteht. Je nach Tumorausdehnung kann vor der OP eine neoadjuvante Chemotherapie, Hormontherapie oder immunonkologische Therapie oder aber nach der OP eine adjuvante Chemotherapie, Hormontherapie oder Antikörpertherapie mit Trastuzumab/Pertuzumab indiziert sein.

Tabelle 7-2: Veränderungen des Mammakarzinoms nach dem BI-RADS-System und die klinischen Konsequenzen (Eigendarstellung)

Einteilung	Einschätzung	Klinische Konsequenzen
BI-RADS 1	keine auffällige Läsion	keine Konsequenzen
BI-RADS 2	benigne Läsion (z. B. ein verkalktes Fibroadenom	jährliche Mammografie
BI-RADS 3	wahrscheinlich benigne Läsion (Malignitätsrisiko unter 2 %)	engmaschige Kontrolle (3–6 Monate), ggf. Biopsie
BI-RADS 4	suspekte Läsion	histologische Klärung
BI-RADS 5	hochsuspekt, erfüllt alle Malignitätskriterien (Malignitätsrisiko über 80 %)	Exzisionsbiopsie erforderlich, ggf. vorher Stanzbiopsie

Durch die Bestimmung des sogenannten Sentinel-Lymphknotens (Wächterlymphknotens) werden heute aufwendige Lymphknotenentfernungen vermieden, sodass die Anzahl der Frauen, die postoperativ ein Lymphödem des Armes entwickeln, deutlich abnimmt. Leider ist es immer noch so, dass es bei einem Teil der Mammakarzinome im Verlauf der Erkrankung zu einer Fernmetastasierung kommt. Besonders häufig treten bei Mammakarzinomen Metastasen in Leber, Lunge und Knochen auf. Durch die Weiterentwicklung der Zytostatikatherapie und die Einführung neuer Substanzen, die Antikörpertherapie, die Antiangiogenesetherapie, die Therapie mit small molecules und die Therapie mit immunonkologischen Substanzen, ist das Mammakarzinom zunehmend zu einer chronischen Erkrankung geworden. Auch metastasierte Patientinnen überleben diese Erkrankung jahrelang bei meist sehr guter Lebensqualität.

7.3 Prostatakarzinom

Das Prostatakarzinom ist die häufigste Krebserkrankung bei Männern in den Industrieländern. Es gibt ein gewisses familiäres Risiko, an einem Prostatakarzinom zu erkranken. Das Erkrankungsrisiko ist um den Faktor 2 bis 3 erhöht, wenn Vater oder Bruder am Prostatakarzinom erkrankt sind. Das Risiko erhöht sich um den Faktor 5, wenn beide erkrankt sind.

Das Prostatakarzinom ist eine Erkrankung des älteren Patienten mit einem Altersgipfel um das 85. Lebensjahr. Die Hauptmetastasierung erfolgt in die Knochen und in die Lymphknoten. Als Primärtherapie steht je nach Stadium eine Operation oder eine lokalisierte Strahlentherapie im Vordergrund. Im metastasierten Stadium kommt an erster Stelle eine Anti-Hormontherapie, die entweder durch eine beidseitige Kastration oder durch GnRH-Analoga durchgeführt werden kann. Weiterhin stehen Antiandrogene zur Verfügung. Für Patienten mit nicht metastasiertem kastrationsresistentem Prostatakarzinom (mCRPC) und hohem Metastasierungsrisiko steht der antiandrogene Wirkstoff Apalutamid zur Verfügung, wodurch das Metastasierungsrisiko erheblich gesenkt werden konnte.

Das metastastierte Prostatakarzinom galt lange als nicht chemotherapiesensibel; heute sind Chemotherapieprotokolle mit Docetaxel/Prednison oder auch Mitoxantron/Prednison verfügbar. Als Tumormarker eignet sich der PSA-Wert.

Durch die Einführung des lipophilisierten Taxans kann auch noch ein gutes Ansprechen in der Zweitlinientherapie erreicht werden.

Ebenfalls zugelassen ist z.B. das orale Medikament Abirateronacetat. Es kommt bei Patienten mit Progress nach docetaxelhaltiger Chemotherapie zum

Einsatz. Täglich werden 1000 mg eingenommen. Es ist darauf zu achten, dass mindestens 2 Stunden vor und 1 Stunde nach Einnahme keine Nahrungsaufnahme erfolgen sollte.

Eine ähnliche Substanz ist Enzalutamid. Die Tagesdosis von 160 mg wird in Form von 4 Kapseln a 40 mg täglich eingenommen.

Bei Vorliegen einer alleinigen ausgeprägten Skelettmetastasierung kann ein Alpha-Strahler (Radium-223) erfolgreich eingesetzt werden.

7.4 Kolorektales Karzinom

In Deutschland erkranken an einem kolorektalen Karzinom ca. 40000 Einwohner mit einem Häufigkeitsgipfel um das 65. Lebensjahr. 10 % der kolorektalen Karzinome beruhen auf einer genetischen Prädisposition, wobei hier die familiäre Adenomatöse Polyposis und das hereditäre, nicht polypöse Karzinom an erster Stelle stehen. Insbesondere bei der familiären Adenomatösen Polyposis, bei der es zum Auftreten von mehr als 100 Kolonpolypen bereits ab dem 12. Lebensjahr kommen kann, beträgt das Entartungsrisiko bis zu 90 %, sodass hier eine prophylaktische Kolonamputation in der Regel die Therapie der Wahl ist.

Häufig klinisch erstes Zeichen eines Kolonkarzinoms ist die Eisenmangelanämie bedingt durch den sukzessiven Blutverlust oder auch paraneoplastisch bedingte Thrombosen. Jeder jüngere Patient mit dem Auftreten einer unklaren tiefen Beinvenenthrombose sollte koloskopiert werden, um ein primäres Kolonkarzinom auszuschließen. Des Weiteren kann es zum Auftreten von Bauchkrämpfen, Veränderungen der Stuhlgewohnheiten und gelegentlich auch Ileus-Symptomatik kommen. Nicht selten besteht bei der primären Diagnose bereits ein metastasiertes Stadium, besonders in Form von Lebermetastasen. Die primäre Therapie des Kolonkarzinoms besteht in einer operativen Entfernung.

Danach wird je nach Tumorstadium eine adjuvante Chemotherapie empfohlen (aktuell ab einem Stadium mit Lymphknotenbefall oder aber einer besonderen Risikosituation wie Perforation unter der Operation oder Gefäßeinbruch). Neben der Einteilung nach dem klassischen TNM-System existiert beim Kolonkarzinom die Einteilung nach Dukes (A, B, C, D):

- **Dukes A:** bis T2, ohne Lymphknoten- und Fernmetastasen
- **Dukes B:** T3- und T4-Tumoren, ohne Lymphknoten- und Fernmetastasen
- **Dukes C:** jedes Stadium mit Lymphknotenbefall
- **Dukes D:** Fernmetastasen.

Das metastasierte Kolonkarzinom ist wie das metastasierte Mammakarzinom zur chronischen Krankheit geworden. Auch hier werden zunehmend neuere Substanzen wie Antikörper (z.B. Cetuximab, Panitumumab) und Angiogenesehemmer (z.B. Bevacizumab, Ramucirumab und Aflibercept) eingesetzt. Für den Einsatz der Antikörper Cetuximab und Panitumumab muss der Patient einen K-RAS/N-RAS-Wildtyp in seiner DNA aufweisen, da für Patienten mit K-RAS/N-RAS-Mutation kein ausreichender Behandlungsvorteil mit Antikörpern gezeigt werden konnte. Zusätzlich ist für die Primärtherapie des metastasierten Kolonkarzinoms die Lage des Tumors für die Therapie entscheidend: Tumoren der rechte Kolonflexur sprechen besser auf eine Kombination mit Bevacizumab an, die der linken Flexur besser auf einen EGFR-Antikörper (bei vorliegendem Wildtyp). Eine besonders schlechte Prognose haben Kolonkarzinompatienten, die eine BRAF-Mutation aufweisen. Diese Patienten sollten – falls irgendwie möglich – primär mit einer hochdosierten Chemotherapie (z.B. FOLFIRINOX-Protokoll) behandelt werden. Wichtig ist der sog. Mikrosatellitenstatus (stabil oder instabil). Patienten mit einem instabilen Mikrosatellitenstatus sprechen gut auf eine immunonkologische Therapie an.

Beim Rektumkarzinom ist im nicht metastasierten Zustand ab einem Tumorstadium T3 und immer bei Lymphknotenbefall vor Operation eine neoadjuvante Radio-Chemotherapie mit Capecitabin oder 5-FU durchzuführen. Nach Abschluss der Radio-Chemotherapie erfolgt eine vier- bis fünfwöchige Therapiepause. Im Anschluss daran die Operation und ggf. die Weiterführung einer adjuvanten Chemotherapie. Bei Vorliegen bestimmter Risikofaktoren kann zudem eine totale neoadjuvante Therapie (TNT), die auf einer Erweiterung der Chemotherapie beruht, erwogen werden.

In der Nachsorge des Kolon-/Rektumkarzinoms ist insbesondere auf einen Anstieg der Tumormarker CEA und CA 19-9 sowie auf das Auftreten von Leber- oder Lungenmetastasen zu achten. Einzelne sogenannte singuläre Metastasen können operiert werden. Es besteht auch danach noch eine sogenannte Gesamtheilungsrate von etwa 30–40 %.

7.5 Pankreaskarzinom

Das Pankreaskarzinom ist mit einer sehr schlechten Prognose verbunden, da der Großteil der Tumoren in einem bereits fortgeschrittenen Tumorstadium diagnostiziert wird. 90 % der Patienten versterben trotz Operation und Chemotherapie. Interessanterweise ist der wohl bedeutendste Risikofaktor der Nikotinkonsum.

Vermutlich sind rund 30 % der Pankreastumoren nikotinbedingt. Klinisch stehen im Rahmen der Erstmanifestation Rückenschmerzen mit Ausstrahlung in die Schulter, Stuhlunregelmäßigkeiten wie z. B. Durchfälle oder auch ein neu diagnostizierter Diabetes im Vordergrund. Wenige Fälle sind operabel und erhalten im Anschluss an die OP in der Regel eine adjuvante Chemotherapie. In den meisten Fällen kommt auf Grund einer bereits bei Diagnose eingetretenen Metastasierung eine palliative Chemotherapie infrage.

Patienten in gutem Allgemeinzustand sollten außerhalb von Studien mit einer Kombinationschemotherapie aus 5-FU, Folinsäure, Oxaliplatin und Irinotecan (FOLFIRINOX-Schema) behandelt werden, da die Behandlungsergebnisse der Kombinationstherapie der alleinigen Behandlung mit Gemcitabin deutlich überlegen sind. Allerdings ist diese Therapie mit wesentlich mehr Nebenwirkungen behaftet und sollte nur unter entsprechend engmaschigen Blutbildkontrollen und Nebenwirkungsmanagement erfolgen.

Ebenso zugelassen ist die Kombinationstherapie mit nab-Paclitaxel und Gemcitabin sowie – insbesondere bei unfitten Patienten – die Kombination Gemcitabin/Capecitabin.

Liegt eine BRCA-Mutation vor, kann der Einsatz des PARP-Inhibitors Olaparib erwogen werden.

7.6 Magenkarzinom

Das Magenkarzinom stellt nach wie vor eine der häufigsten Todesursachen weltweit dar. Auch hier wird die Diagnose leider häufig bereits im fortgeschrittenen oder metastasierten Stadium gestellt. Anämie, Schmerzen und Erbrechen sowie unklarer Gewichtsverlust sind häufig die ersten klinischen Zeichen. Besonders bei der histologischen Untergruppe des Siegelringkarzinoms kann es zur Ausbildung eines sogenannten Krukenberg-Tumors kommen, bei dem Tumorzellen des Magenkarzinoms abtropfen und auf den Ovarien zu Metastasen weiterwachsen. Die Tumormarker CEA und CA 19-9 sind gute Kontrollparameter.

Vor der Operation eines Magenkarzinoms wird heute in der Regel eine neoadjuvante Chemotherapie durchgeführt. Hierzu stehen verschiedene Chemotherapieprotokolle (z. B. PLF-Protokoll, ECF-Protokoll, EOX-Protokoll und FLOT-Protokoll), die jeweils Platin enthalten, zur Verfügung, wobei in Deutschland das FLOT-Protokoll (5-FU, Folinsäure, Oxaliplatin, Docetaxel) bevorzugt eingesetzt wird. Leider entwickelt auch nach Operation ein großer Teil der Patienten Fernmetastasen, sodass eine palliative Chemotherapie indiziert ist. Platin, Epirubicin und 5-FU sowie Docetaxel, Oxaliplatin oder Irinotecan, aber auch das orale Zytostatikum Capecitabin und Tegafur haben hier ihren Einsatz. Durch die häufig auftretende Peritonealkarzinose sind diese betroffenen Patienten insbesondere durch Ileus-Symptomatik und Aszites gefährdet.

Für die First-line-Therapie im metastasierten Stadium ist seit Januar 2010 der Antikörper Trastuzumab in Kombination mit Capecitabin oder Fluorouracil (5-FU) und Cisplatin zugelassen. Allerdings muss ein HER2/neu-positiver Rezeptorstatus vorliegen.

Eine ebenfalls neuere Therapieoption ist der Angiogenesehemmer Ramucirumab, der in Kombination mit Paclitaxel beim fortgeschrittenen Adenokarzinom des Magens oder des gastro-ösophagealen Übergangs eingesetzt werden kann. Zusätzlich kommt bei Patienten mit einem Mikrosatellitenstatus instabil hoch (MSI-H) bzw. einem positiven PD-L1 Status eine immunonkologische Therapie und bei Patienten mit positivem HER2-neu Status eine Therapie mit Trastuzumab (wie bei Mammakarzinom) infrage.

7.7 Ovarialkarzinom

Ovarialkarzinome zählen ebenfalls zu den häufiger auftretenden Krebserkrankungen der Frau und treten v.a. nach dem 40. Lebensjahr auf. Es besteht ein erhöhtes Risiko bei BRCA1-Mutation und BRCA2-Mutation, sodass diesen Frauen, sobald ihre Familienplanung abgeschlossen ist, eine prophylaktische Ovar- und Tubenresektion empfohlen wird. Bei den meisten Frauen nach Operation eines Ovarialkarzinoms sind sogenannte adjuvante Chemotherapien mit Paclitaxel und Carboplatin (6 Zyklen) indiziert.

Ovarialkarzinome neigen insbesondere bezüglich der Metastasierung zum Auftreten von Lymphknotenmetastasen und Peritonealkarzinose. Patientinnen mit Peritonealkarzinosen haben v.a. unter einer Ileus-Symptomatik und Aszites zu leiden. Es gibt mehrere Zytostatika zur Anwendung im Palliativbereich, z.B. Topotecan, Doxorubicin PEG-liposomal, Gemcitabin, Treosulfan oder auch das orale Zytostatikum Trofosfamid. Durch die vielfältigen Therapiemöglichkeiten kann das Ovarialkarzinom im metastasierten Stadium zur chronischen Erkrankung werden.

Die Hinzunahme des Angiogenesehemmers Bevacizumab zur Chemotherapie kann zu einem besseren Ansprechen führen.

Für einige Patientinnen ist zusätzlich der Einsatz des PARP-Inhibitors Olaparib unter bestimmten Voraussetzungen möglich.

7.8 Melanom

Unter einem Melanom versteht man einen bösartigen Tumor der Haut, der sich aus den Melanozyten, also den Pigment-bildenden Zellen der Haut, entwickelt. Ein deutlich erhöhtes Risiko für die Entwicklung eines Melanoms weisen die Menschen auf, die als Kind oder in früher Jugend einer erhöhten Sonnenexposition ausgesetzt waren. Der Besuch von Solarien sollte gut bedacht werden, da durch sie die Entstehung eines Melanoms erhöht werden kann. Melanome neigen leider bereits in einem sehr frühen Stadium zur Metastasierung, wobei primär die angrenzenden Lymphknotenregionen befallen werden. Es können auch Metastasen an sonst ungewöhnlichen Lokalisationen auftreten, wie z.B. im Herzen oder im Bereich der Pleura. In der Haut finden wir primäre Melanome auch im Bereich der Netzhaut, da sich auch hier entsprechende Pigmentzellen befinden. Die Prognose des malignen Melanoms hängt direkt von der Tumordicke und dem Lymphknotenstatus ab. Durch die Therapie mit small molecules bei BRAF-mutierten Patienten und durch immunonkologische Therapien hat sich die Prognose der Melanompatienten deutlich verbessert.

Adjuvante Therapie

Während in den letzten Jahren Interferon in der adjuvanten Therapie des malignen Melanoms eingesetzt wurde, ist nun je nach BRAF-Mutationsstatus die Gabe von Tyrosinkinaseinhibitoren oder immunonkologischen Präparaten (Checkpointinhibitoren) die Therapie der Wahl.

Chemotherapie oder die adjuvante Therapie mit unspezifischen Immunstimulatoren, insbesondere Mistelextrakt, zeigten weder in Bezug auf das Gesamtüberleben noch das rezidivfreie Überleben einen Effekt; diese Therapien sind außerhalb von klinischen Studien nicht indiziert.

Eine postoperative Strahlentherapie kann v.a. bei R1-rezezierten Tumoren diskutiert werden.

Palliative Therapie

Beim fernmetastasierten Melanom stand bis zum Jahr 2010 nur eine systemische Chemotherapie zur Verfügung. Diese basierte auf der Gabe von Dacarbazin (DTIC) und wurde in dreiwöchentlichen bzw. wöchentlichen Applikationen verabreicht.

Neue Therapieprinzipien haben die Therapie des metastasierten Melanoms revolutioniert. Diese sind zum einen die Tyrosinkinasinhibitoren, zum anderen Substanzen aus dem Bereich der Immunonkologie. Folgende Tyrosinkinaseinhibitoren können z.B. beim metastasierten malignen Melanom eingesetzt werden:

Die BRAF-Inhibitoren Vemurafenib, Dabrafenib und Encorafenib. Diese Substanzen setzen eine BRAF-V600-Mutation voraus. Die Ansprechrate der Tyrosinkinaseinhibitoren liegt bei 76 % mit einer mittleren Ansprechdauer von 10,5 Monaten.

Neben den BRAF-Inhibitoren konnte eine Weiterentwicklung in der Therapie durch die zusätzliche Gabe eines MEK-Inhibitors erreicht werden. Der MEK-Inhibitor Trametinib ist einsetzbar als Monotherapie oder kann in Kombination mit Dabrafenib bei vorliegender BRAF-V600-Mutation eingesetzt werden. Ein weiterer MEK-Inhibitor namens Cobimetinib ist in Kombination mit Vemurafenib sowie Binimetinib in Kombination mit Encorafenib ebenfalls zugelassen. Die Kombination von zwei Tyrosinkinaseinhibitoren hat nochmals zum verbesserten Ansprechen geführt, ohne die Nebenwirkungsrate deutlich zu erhöhen.

Die häufigsten Nebenwirkungen der Tyrosinkinaseinhibitoren sind Arthralgien, Fatigue-Syndrom, eine verstärkte Lichtempfindlichkeit der Haut, gelegentlich QT-Zeit-Verlängerung oder Hauttumore.

Seit 2011 ist der Antikörper Ipilimumab zur Therapie des systemisch metastasierten Melanoms zugelassen. Ipilimumab zählt zu den Checkpointinhibitoren und hemmt CTLA-4. Hierdurch wird eine Mobilisierung der T-Zellen, u.a. der natürlichen Killerzellen, bewirkt, die zur Aktivierung der körpereigenen Tumorabwehr führt. Die Gabe von Ipilimumab erfolgt über eine intravenöse Infusion von jeweils 90 Minuten. Es sind insgesamt 4 Gaben im Abstand von 3 Wochen vorgesehen. Wesentlich ist, dass es zunächst unter Ipilimumab zum Progress des Tumors kommen kann, d.h. es kann ein Größenwachstum oder es können auch neue Läsionen auftreten. Die erste Beurteilung des Therapieerfolges erfolgt erst nach Abschluss der Induktion, d.h. nach Gabe aller vier Zyklen.

Entsprechend dem Wirkungsprofil von Ipilimumab treten als Nebenwirkungen gehäuft immunvermittelte unerwünschte Ereignisse auf. Betroffen ist v.a. der Magen-Darm-Trakt (Durchfälle, Bauchschmerzen, Perforation, Peritonitis), die Leber (Ansteigen der Leberwerte und des Bilirubins) und die Haut (Juckreiz), neurologische (motorische und sensorische Veränderungen) und/oder endokrin bedingte Symptome (Müdigkeit, Kopfschmerzen, Hypotonie). Insbesondere sei darauf hingewiesen, dass es sich bei diesem Antikörper um eine sehr teure Therapie handelt, sodass die Indikation sehr genau zu stellen ist.

Neben Ipilimumab wurden inzwischen weitere Checkpointinhibitoren, z.B. Nivolumab und Pembrolizumab zugelassen. Nivolumab und Pembrolizumab sind

PDL1-Hemmer, setzen also zu einem etwas späteren Zeitpunkt der Immunabwehr ein als Ipilimumab.

Die Kombination von Checkpointinhibitoren oder die Kombination eines Checkpointinhibitors und eines Tyrosinkinaseinhibitors sind weitere Möglichkeiten in der Behandlung des malignen Melanoms. Checkpointinhibitoren wirken über eine Aktivierung des Immunsystems antineoplastisch. Im Gegensatz zu den Tyrosinkinaseinhibitoren ist daher mit einem verzögerten Ansprechen zu rechnen, v.a. Patienten mit hoher Tumorlast und schnellem Tumorwachstum werden von einer immunvermittelten Therapie u.U. nicht mehr profitieren, sodass hier die Indikation streng gestellt werden sollte. Im Gegensatz zu den Tyrosinkinaseinhibitoren sind die immunonkologischen Substanzen nicht von Mutationen abhängig.

8 Hämatologische Erkrankungen

Dieses Kapitel stellt zunächst ausgewählte gutartige und nachfolgend maligne hämatologische Erkrankungen vor.

8.1 Gutartige hämatologische Erkrankungen

Hierzu gehören z. B. die Eisenmangelanämie, die Thalassämie, die Perniziöse Anämie sowie die Schwangerschaftsanämie.

8.1.1 Eisenmangelanämie

Bei der Eisenmangelanämie handelt es sich um eine sogenannte mikrozytäre Anämie, d.h. die Erythrozyten sind deutlich kleiner als normalerweise. Als Ursache der Eisenmangelanämie kann eine Blutung z. B. im gynäkologischen Bereich (verstärkte Periodenblutung), aber auch im Magen-Darm-Trakt (Tumor, Polyp, Ulkus) sein. Deshalb gehört zur Abklärung einer Eisenmangelanämie die Vorstellung beim Gynäkologen bzw. Internisten (Koloskopie, Gastroskopie).

Die Therapie der Eisenmangelanämie besteht in der Gabe von Eisenpräparaten, die in der Regel oral eingenommen werden. Bei sehr niedrigen Hb-Werten oder Unverträglichkeit von Eisenpräparaten (z. B. Übelkeit) kann auch eine parenterale Eisengabe erfolgen. Diese sollte bei intravenöser Gabe nicht als Bolus gegeben werden, um das Risiko einer allergischen Reaktion zu reduzieren. Eisen muss so lange substituiert (künstlich zugefügt) werden, bis die Laborwerte von Hämoglobin, Eisen und Ferritin (Speichereisen) im Normalbereich liegen.

8.1.2 Thalassämie

Bei der Thalassämie handelt es sich um eine genetisch, also erblich bedingte Bluterkrankung. Die Diagnose erfolgt über eine sogenannte Hämoglobin-Elektrophorese, die in Speziallabors durchgeführt wird. In der Regel ist der Anteil des sogenannten fetalen Hämoglobins (HbF) deutlich erhöht. Wir unterscheiden eine Thalassaemia minor von einer Thalassaemia major.

Bei der Thalassaemia minor ist nur eines der elterlichen Gene betroffen, die Kinder sind bis auf einen etwas erniedrigten Hb-Wert gesund und bedürfen keiner Therapie. Bei der Thalassaemia major ist sowohl das mütterliche als auch das väterliche Gen betroffen. Diese Erkrankungsform verläuft schwer. Die betroffenen Kinder benötigen ständig und häufig Blutkonserven und ziehen sich im Laufe der Zeit eine deutliche Eisenüberladung zu. Um dem entgegenzuwirken, müssen die Kinder unter Umständen mit einer Dauerinfusion eines Medikamentes mit dem Namen Deferoxamin, welches das Eisen bindet, therapiert werden. Eine weitere moderne Therapiemöglichkeit ist der orale Eisenbinder Deferasirox.

8.1.3 Perniziöse Anämie

Die perniziöse Anämie oder Perniciosa beruht auf einen Mangel an Vitamin B12. Die Patienten leiden an einer Anämie, bei der die roten Blutkörperchen in ihrer Größe deutlich über der Norm liegen. Es handelt sich um eine sogenannte makrozytäre Anämie. Zusätzlich sind in der Regel auch die Leukozyten (weiße Blutkörperchen) und Thrombozyten (Blutplättchen) erniedrigt. Die Therapie dieser Erkrankung besteht in der intramuskulären (i.m.) Gabe von Vitamin B12, da eine normale Aufnahme über den Magen-Darm-Trakt nicht möglich ist.

8.1.4 Schwangerschaftsanämie

Bei der Schwangerschaftsanämie im eigentlichen Sinne handelt es sich um eine Verdünnungsanämie, bedingt durch das erhöhte Plasmavolumen. Der Hb-Wert fällt selten unter 10 g/dl ab und benötigt keine Therapie. Allerdings sollten, um einem Folsäure- und Eisenmangel vorzubeugen, regelmäßig beide Substanzen substituiert werden.

8.2 Bösartige hämatologische Erkrankungen

Beschrieben werden Formen der akuten Leukämie AML und ALL, die myeloproliferativen und myelodysplastischen Syndrome sowie maligne Lymphome (Hodgkin und Non-Hodgkin-Lymphome).

8.2.1 Akute Leukämien

Bei den akuten Leukämien unterscheiden wir die *akute myeloische Leukämie (AML)* von der *akuten lymphatischen Leukämie (ALL)*.

Beide Leukämien sind gekennzeichnet durch das Auftreten sogenannter Blasten (Leukämiezellen), die eine hohe Proliferationsrate (Teilungsrate) aufweisen. Blasten verdrängen im Knochenmark die gesunden Vorläuferzellen der Leukozyten, Thrombozyten und Erythrozyten und führen damit zu einem primären Abfall von Hb, Thrombozyten und funktionsfähigen Leukozyten. Die häufig gemessenen erhöhten Leukozyten, zum Teil bis 80 000/μl oder 90 000/μl sind in der Regel fast ausschließlich Leukämiezellen.

Durch die Verdrängung der übrigen Zellen kommt es zu den typischen primären Symptomen der akuten Leukämie: zum Auftreten einer Anämie (Atemnot, Blässe), fehlenden Granulozyten und Lymphozyten (gehäufte Infekte, Ulzera) sowie fehlenden Thrombozyten (Petechien, Nasenbluten, Zahnfleischbluten). Zusätzlich können sich Blasten v.a. auch im Zahnfleisch ansiedeln (insbesondere bei der akuten myeloischen Leukämie), sodass auch heute noch ein Teil der akuten Leukämien primär beim Zahnarzt diagnostiziert wird. Zum anderen ist auch eine Infiltration der Knochenhaut durch blastäre Zellen möglich, was häufig zu massiven Schmerzen im Bereich der Beine oder Rippen führt. Akute Leukämien müssen immer sofort behandelt werden, da sie eine akute Lebensbedrohung für den erkrankten Patienten darstellen und sehr schnell verlaufen können. Die Behandlung akuter Leukämien ist in der Regel den hämatologischen Zentren vorbehalten. Eine Ausnahme bilden Altersleukämien, also akute Leukämien bei alten Patienten, bei denen eine standardgemäße hochdosierte Chemotherapie nicht mehr möglich ist, sondern nur noch palliative Therapiemaßnahmen infrage kommen.

Akute myeloische Leukämie (AML)

Diese wird je nach Reifungsgrad und Ausdifferenzierung in verschiedene Klassen unterteilt. Man unterscheidet M0–M7, außerdem gibt es noch akute myeloische Leukämien, die aus einem sogenannten myelodysplastischen Syndrom entstehen (z.B. AML aus MDS; sog. sekundäre AML, sAML) und die mit einer besonders ungünstigen Prognose verbunden sind. Die Prognose der akuten myeloischen Leukämie hängt zum einen vom M-Stadium, zum anderen vom Ergebnis der zytogenetischen Untersuchung ab. Je mehr Chromosomenaberrationen (Veränderungen im Bereich der Chromosomen) bestehen, desto ungünstiger ist die Gesamtprognose. Durch die modernen Therapieverfahren, zu denen auch eine Knochenmarktransplantation gehört, erreicht man eine Remission, d.h. ein völliges Verschwinden der Leukämie aus dem Knochenmark, bei 70–80 % der Patienten. Leider kommt es bei etwa der Hälfte der Patienten innerhalb der ersten fünf Jahre zu einem Rezidiv (die Leukämie tritt wieder auf). Zwar können die Rezidive erneut therapiert werden, sind aber dann in der Regel mit einer schlechten Prognose verbunden.

Akute lymphatische Leukämie (ALL)
Die akute lymphatische Leukämie wird unterteilt in eine B-ALL und eine T-ALL, je nachdem, ob die blastären Zellen von den B- oder T-Lymphozyten abstammen.

Die T-ALL verläuft in der Regel ungünstiger als die B-ALL. Die akute lymphatische Leukämie ist die typische Leukämie des Kindesalters, tritt aber auch bei Erwachsenen auf. Besonders wichtig ist, dass bei knapp 10 % der Patienten ein Befall des ZNS (zentrales Nervensystem) vorliegt, weswegen im Rahmen der Therapie auch eine intrathekale Gabe von Zytostatika erfolgt und je nach Risiko auch bei einem Teil der Patienten eine Hirnbestrahlung erforderlich wird. Auch bei den akuten lymphatischen Leukämien sind Rezidive möglich, die bei männlichen Patienten v.a. auch im Bereich der Hoden auftreten können. 80 % der Erkrankungen bei Kindern mit akuter lymphatischer Leukämie sind heute heilbar, bei Erwachsenen sind die Ergebnisse deutlich schlechter. Das Gesamtüberleben bei Erwachsenen unter 50 Jahren liegt etwa bei 30 %, über 50 Jahren bei 60 %.

8.2.2 Myeloproliferative Syndrome

Bei diesen Erkrankungen kommt es aufgrund eines genetischen Defektes zu einer Steigerung der Blutzellbildung im Knochenmark. In der Regel sind alle drei Zelllinien, also Leukozyten, Erythrozyten und Thrombozyten betroffen. Je nach Krankheitsbild kann aber die eine oder die andere Zelllinie im Vordergrund stehen.

Die häufigsten Vertreter der myeloproliferativen Syndrome sind die *chronische myeloische Leukämie* (alle drei Zelllinien betroffen), die *Polycythaemia vera* (besonders betroffen die rote Blutreihe) und die essenzielle *Thrombozythämie* (besonders betroffen die Blutplättchen).

Chronische myeloische Leukämie (CML)

Die chronische myeloische Leukämie beginnt im Gegensatz zur akuten Leukämie in der Regel schleichend und ist häufig eine Zufallsdiagnose, bei der im Rahmen einer zufällig durchgeführten Blutbildkontrolle erhöhte Leukozyten auftreten. Diese tritt bei 1,25 von 100 000 Bewohnern auf, ist bei Kindern sehr selten und hat ihren Gipfel bei Patienten um 50 Jahre.

Bei über 80 % der Patienten lässt sich eine genetische Veränderung, nämlich das sogenannte Philadelphia-Chromosom nachweisen, bei dem es zu einer Translokation zwischen den Chromosomen 9 und 22 gekommen ist. Bei dieser Translokation sind zwei Gene, nämlich das BCR- und das ABL-Gen betroffen, die dann auf dem Chromosom 22 ein sogenanntes Fusions-Gen, das BCR-ABL-Gen bilden. Der Nachweis eines BCR-ABL-Gens sichert die Diagnose einer chronischen myeloischen Leukämie und ist Voraussetzung für die Therapie mit einem Tyrosinkinasehemmer, z. B. Imatinib. Viele Patienten, die wegen einer CML zur Erstdiagnose kommen, sind asymptomatisch, manche klagen über Gewichtsverlust oder Nachtschweiß. Bei 75 % der Patienten liegt eine Milzvergrößerung vor. Im Blutbild sieht man eine deutlich erhöhte Anzahl der weißen Blutkörperchen mit Auftreten von frühen Formen, d. h. von Zellen, die normalerweise nur im Knochenmark nachgewiesen werden können. Die LDH ist in der Regel erhöht und bei der zytogenetischen Untersuchung lässt sich das Philadelphia-Chromosom bzw. bei der molekulargenetischen Untersuchung das BCR-ABL-Gen nachweisen.

Für die Therapie der CML stehen heute unterschiedliche Tyrosinkinaseinhibitoren (z. B. Imatinib, Dasatinib oder Nilotinib) zur Verfügung. Die Knochenmarktransplantation stellt nur noch in sehr seltenen, ausgewählten Fällen eine Therapieoption dar.

Polycythaemia vera (PV)

Bei dieser Erkrankung aus der myeloproliferativen Erkrankungsreihe handelt es sich v. a. um eine Erhöhung der roten Blutzellen, d. h. der Hämoglobin- und Hämatokritwert ist deutlich erhöht, der Erythropoetinspiegel erniedrigt. Die Patienten klagen über Juckreiz beim Duschen, Kopfschmerzen und gelegentlich Magenbeschwerden. Klinisch fällt in der Regel die sogenannte Plethora (rotes Gesicht, gerötete Skleren, Lederhaut, Auge) auf.

Die Polycythaemia vera führt unbehandelt v. a. zu Thrombosen. Die standardgemäße Behandlung besteht in der Gabe von Hydroxyharnstoff sowie der Gabe von Acetylsalicylsäure. Zusätzlich steht als Therapieoption der Tyrosinkinaseinhibitor Ruxolitinib zur Verfügung.

Essenzielle Thrombozythämie (ET)
Bei der essenziellen Thrombozythämie sind v.a. die Plättchen betroffen, d.h. es kommt zu einer deutlichen Erhöhung der Thrombozyten. Eine Therapie ist bei Vorliegen von Risikofaktoren erforderlich und besteht ebenfalls in der Gabe von Hydroxyharnstoff sowie Acetylsalicylsäure. Für junge Patienten steht ein Wirkstoff namens Anagrelid zur Verfügung. Die Patienten weisen häufig keinerlei Symptomatik auf, gelegentlich werden aber in der Anamnese Thrombosen oder auch Hörstürze angeben.

Von den myeloproliferativen Syndromen stellt die essenzielle Thrombozythämie die am wenigsten maligne Erkrankung dar. Allerdings kann eine ET in eine Osteomyelofibrose übergehen, ein Krankheitsbild, welches v.a. durch eine deutlich vergrößerte Milz und ggf. einer Verfaserung des Knochenmarks gekennzeichnet ist und mit einem ungünstigeren Krankheitsverlauf einhergeht.

Myelodysplastisches Syndrom (MDS)
Das MDS tritt in verschiedenen Stadien auf. Es handelt sich um eine Gruppe von Erkrankungen, bei denen die hämatopoetische Stammzelle betroffen ist Je nach Stadium ist eine watch and wait Strategie, die Gabe von Erythrozytenkonzentraten/Wachstumsfaktoren oder auch eine antiproliferative Therapie erforderlich. Ein Teil der MDS-Erkrankungen kann in eine akute myeloische Leukämie übergehen.

8.2.3 Maligne Lymphome

Maligne Lymphome sind Erkrankungen des Lymphgefäßsystems, d.h. alle zum Lymphsystem gehörenden Strukturen des Körpers können betroffen sein. Das sind insbesondere Lymphknoten, Milz, Knochenmark, Blinddarm und Tonsillen/Mandeln.

Es werden zwei große Gruppen der Lymphome unterschieden: die *Hodgkin-* und die *Non-Hodgkin-Lymphome*. Bei den Non-Hodgkin-Lymphomen unterscheidet man zusätzlich *niedrigmaligne* und *hochmaligne* Lymphome.

8.2.3.1 Hodgkin-Lymphome

Die Hodgkin-Lymphome, auch Morbus Hodgkin genannt, gehören zu den Lymphomen mit der höchsten Heilungsrate. Sie sind dadurch gekennzeichnet, dass in der histologischen Aufarbeitung eines vergrößerten Lymphknotens sogenannte Sternberg'sche Riesenzellen (Sternberg-Reed-Zelle) auftreten. Klinisch stellen sich die Patienten zur Abklärung vergrößerter Lymphknoten vor, können aber auch schon in weiter fortgeschrittenen Stadien, z. B. wegen eines Pleuraergusses oder wegen einer oberen Einflussstauung bei mediastinalen Lymphknotenkonglomeraten, erstmals einen Arzt aufsuchen.

Die Einteilung des Morbus Hodgkin erfolgt über die Krankheitsstadien von Ann Arbor, aufgeführt in **Tabelle 8-1** in Anlehnung an Borchman (2024).

Die Therapie ist primär eine Chemotherapie und wird je nach Stadium durch eine Strahlentherapie ergänzt. In der Regel kann die gesamte Therapie des Morbus Hodgkin ambulant durchgeführt werden.

8.2.3.2 Non-Hodgkin-Lymphome

Zu ihnen gehören hochmaligne und niedrigmaligne Lymphome, wie z. B. die CLL, das follikuläre Lymphom, das Mantelzell-Lymphom, Morbus Waldenström sowie das multiple Myelom.

Hochmaligne Lymphome

Hier unterscheidet man ähnlich wie bei der akuten lymphatischen Leukämie die T-Zell-Lymphome und B-Zell-Lymphome, wobei die B-Zell-Lymphome die deutlich bessere Prognose aufweisen. Die T-Zell-Lymphome stellen nur einen geringen Teil der malignen Lymphome dar.

Die hochmalignen Lymphome werden ebenfalls in vier Stadien unterteilt, wobei zusätzlich noch auf A- oder B-Symptomatik geachtet wird. A-Symptomatik ist klinisch unauffällig; zur B-Symptomatik gehören Fieber, Nachtschweiß und Gewichtsverlust. Die Therapie besteht bei den B-Zell-Lymphomen immer in einer hochdosierten Chemotherapie mit Hinzugabe des Antikörpers Rituximab. Beim T-Zell-Lymphom hat Rituximab aufgrund des fehlenden Rezeptors keine Indikation.

Tabelle 8-1: Krankheitsstadium nach Ann Arbor (Eigendarstellung in Anlehnung an Borchman, 2024, Folie 8) DGHO Wissensdatenbank Onkopedia (DGHO, 2024)

Stadium I	nodaler Befall in einer einzigen Region
Stadium II	nodaler Befall zweier oder mehrerer Regionen auf einer Seite des Zwerchfells
Stadium III	nodaler Befall auf beiden Seiten des Zwerchfells
Stadium IV	disseminierter Befall einer oder mehrerer extralymphatischer Organe mit oder ohne Befall von Lymphknoten

Lymphatisches Gewebe: Lymphknoten, Milz, Thymus, Waldeyer'scher Rachenring

In den meisten Fällen kann auch die Chemotherapie des hochmalignen Lymphoms ambulant durchgeführt werden. Beim Auftreten von Rezidiven sind bispezifische Antikörper und die Gabe von CAR-T-Zellen neue Therapieoptionen. Diese Therapiemöglichkeiten sind aber nur in einem hämatologischen Zentrum und in der Regel stationär möglich.

Niedrigmaligne Lymphome

Bei den niedrigmalignen Lymphomen unterscheidet man ebenfalls B- und T-Zell-Lymphome, wobei wie bei den hochmalignen Lymphomen die B-Zell-Lymphome weitaus häufiger auftreten.

T-Zell-Lymphome treten meist primär als Infiltrationen im Bereich der Haut auf (z.B. das sogenannte Sézary-Syndrom). Disseminierte T-Zell-Lymphome, d.h. auch Lymphknoten und Knochenmark sind befallen, lassen sich wesentlich schwieriger therapieren. Hier besteht eine ungünstige Prognose.

Zu den häufigsten B-Zell-Lymphomen gehören die *chronische lymphatische Leukämie (CLL)*, der *Morbus Waldenström (Lymphoplasmozytisches Lymphom)*, das *follikuläre Lymphom* und das *Mantelzell-Lymphom,* die nachfolgend beschrieben werden. Eine seltene, aber sehr interessante Erkrankung ist die *Haarzellleukämie*.

Chronische lymphatische Leukämie (CLL)

Die gebräuchlichste Stadieneinteilung der CLL ist die nach Binet. Sie findet sich in der folgenden **Tabelle 8-2**.

Die chronische lymphatische Leukämie stellt eine Erkrankung meist älterer Patienten dar und ist gekennzeichnet durch deutlich erhöhte Leukozyten (häufig über 100 000/µl) mit ausgeprägter Lymphozytose und Granulozytopenie. Die CLL tritt meist als Zufallsbefund auf. Des Weiteren kann es zur Vergrößerung von Lymphknoten und der Milz kommen.

Tabelle 8-2: Stadieneinteilung der CLL nach Binet (Eigendarstellung)

Stadium A	Hb > 10,0 g/dl Thrombozytenzahl normal < 3 vergrößerte Lymphknotenregionen
Stadium B	Hb > 10,0 g/dl Thrombozytenzahl normal ≥ 3 vergrößerte Lymphknotenregionen
Stadium C	Hb < 10,0 g/dl Thrombozytenzahl < 100 000/ml unabhängig von der Zahl der befallenen Regionen

B-Symptomatik (Nachtschweiß, Fieber, ungewollter Gewichtsverlust oder Juckreiz) können auftreten. Im Rahmen der chronischen lymphatischen Leukämie kann ein zusätzliches Antikörpermangelsyndrom vorliegen (IgG vermindert), wodurch die ohnehin schon infektanfälligen Patienten noch weiter gefährdet sind. Aus diesem Grund empfiehlt sich bei CLL-Patienten die prophylaktische Impfung gegen Pneumokokken (Pneumonie), RSV, Influenza und eine Impfung gegen COVID-19. Zusätzlich kann eine Hämophilus-Impfung empfohlen werden. Die CLL benötigt erst dann eine spezifische Therapie, wenn entweder große Lymphknotenpakete auftreten, die andere Organe verdrängen oder aber Nervenschmerzen hervorrufen, oder aber, wenn es zu einem Abfall von Hb und Thrombozyten durch eine massive Infiltration im Knochenmark kommt (Knochenmarkinfiltration), die zur Verdrängung der gesunden Zellen führt (Knochenmarkinsuffizienz).

Für die Therapie der CLL können nach wie vor Zytostatika eingesetzt werden, stellen aber eine nur noch selten angewandte Therapie dar. Sie wird v.a. noch zur Reduktion sehr hoher Leukozytenzahlen im Sinne einer Vorphase eingesetzt. Die heutige Therapie der CLL beruht im Wesentlichen auf der Gabe von Antikörpern, z.B. Rituximab, Obinutuzumab und small molecules (z.B. Venetoclax, Ibrutinib, Acalabrutinib, Zanubrutinib), Aufgrund ihrer oralen Gabe setzten sie eine gute Adhärenz der Patienten und eine kontinuierliche Kontrolle der entsprechenden Nebenwirkungen voraus (**Kap. 15**).

Follikuläres Lymphom

Follikuläre Lymphome werden ebenfalls in die Stadien I bis IV eingeteilt. Stadium I, in günstigen Fällen auch II, kann strahlentherapeutisch behandelt werden und hat damit einen kurativen, also einen auf Heilung ausgerichteten Therapieansatz, während die Stadien III und IV eine rein palliative Situation kennzeichnen. Diese Patienten würden ebenfalls nur bei klinischem Bedarf, sprich massiver B-Symptomatik, Kompressionssyndromen oder Knochenmarkinsuffizienz, ähnlich wie bei der CLL behandelt werden.

Je nach Stadium und Allgemeinzustand des Patienten kommen bzgl. einer Therapie für das follikuläre Lymphom eine watch-and-wait Strategie, eine Strahlentherapie, Chemotherapie und Antikörpertherapie in Betracht. Therapiekombinationen sind möglich Bei entsprechend gutem Allgemeinzustand ist nach Abschluss einer Antiköper-/Chemotherapie eine Antikörpererhaltungstherapie über zwei Jahre mittlerweile als Standard etabliert. Auch für ein Rezidiv stehen neuere Substanzen wie Lenalidomid, Mosunetuzumab oder auch eine CAR-T-Zell-Therapie zur Verfügung.

Mantelzell-Lymphom

Das am aggressivsten verlaufende niedrigmaligne Lymphom ist das Mantelzell-Lymphom. Bei vielen Patienten ist eine systemische antiproliferative Therapie indiziert. Das jeweilige Therapieregime hängt vom Alter des Patienten ab. Für jüngere Patienten empfiehlt sich gemäß den Leitlinien eine Hochdosischemotherapie mit autologer Stammzelltransplantation. In neuen Untersuchungen hat sich darüber hinaus gezeigt, dass auf eine autologe Stammzelltransplantation ggf. verzichtet werden kann und stattdessen der Tyrosinkinsaseinhibitor Ibrutinib in Kombination mit Chemotherapie angewandt werden kann.

Für ältere Patienten steht eine Immunchemotherapie (Chemotherapie + Rituximab) zur Verfügung. Auch beim Mantelzell-Lymphom kommen neue Substanzen wie der Tyrosinkinaseinhibitoren Ibrutinib um Einsatz.

Besonders ist darauf zu achten, dass beim Mantelzell-Lymphom häufig ein zusätzlicher Befall von Darm oder Magen vorliegt, sodass der Patient vor Beginn der Chemotherapie stets gastroskopiert und koloskopiert werden muss. Bei Magen-Darm-Befall kann es im Rahmen der Chemotherapie durch das Wegschmelzen des Lymphoms zu einem Magendurchbruch oder zu einer Perforation im Bereich des Darms kommen, sodass der Patient nach dem 1. Zyklus in jedem Fall bis zu zehn Tage nach Therapie stationär beobachtet werden sollte. Auch die Mantelzell-Lymphome sind zum jetzigen Zeitpunkt nicht heilbar.

Morbus Waldenström (Lymphoplasmozytisches Lymphom)

Beim Morbus Waldenström, der v.a. bei älteren Patienten auftritt, kommt es zu einer Mehrproduktion des Immunglobulins IgM mit konsekutiver Erhöhung des Gesamteiweißes. Die Patienten sind v.a. durch eine Erhöhung der Viskosität des Blutes gefährdet. Zusätzlich kann es ebenfalls zum Auftreten einer Knochenmarkinsuffizienz, also zu einem Abfall von Leukozyten, Erythrozyten und Thrombozyten kommen. Ist eine Therapie des Morbus Waldenström erforderlich, kommt z.B. eine Therapie mit Rituximab, Ibrutinib, Zanubrutinib oder eine Chemotherapie infrage. Auch Kombinationstherapien sind möglich. Bei sehr hohen IgM-Werten kann es zum Auftreten eines Hyperviskositätssyndroms kommen, welches eine Plasmapherese erforderlich macht.

Multiples Myelom (Plasmozytom)

Das multiple Myelom wurde nach der Stadieneinteilung nach Durie und aktuell nach dem International Staging System (ISS) eingeteilt.

Abzugrenzen von einem symptomatischen, behandlungspflichtigen multiplen Myelom sind die monoklonale Gammopathie unbestimmter Signifikanz (MGUS) und das smouldering multiple Myeloma.

Beim multiplen Myelom kommt es zu einer pathologischen Vermehrung der Plasmazellen. Plasmazellen gehören zu den Lymphozyten und stellen diejenigen Zellen dar, die die Immunglobuline (IgG, IgA, IgM, IgE) produzieren. Pathologische Plasmazellen zeichnen sich durch die Produktion eines speziellen Immunglobulins aus, z. B. des IgG, und das resultierende Plasmozytom wird danach benannt (z. B. IgG-Plasmozytom oder IgA-Plasmozytom).

Das IgA-Plasmozytom hat eine deutlich schlechtere Prognose als das IgG-Plasmozytom. IgM- und IgE-Plasmozytome treten nur sehr selten auf. Eine weitere Differenzierung erfolgt, je nachdem welche Kette der Antikörper vermehrt ist. Deswegen unterscheidet man zusätzlich zwischen Lambda- und Kappa-Plasmozytomen (z. B. IgG-Plasmozytom Typ Kappa).

Plasmazellen können sich nicht nur im Knochenmark vermehren und zur Verdrängung der normalen Hämatopoese führen (also eine Knochenmarkinsuffizienz verursachen), sondern sie können sich auch in den Knochen ansiedeln und dort zu sogenannten Osteolysen führen. Diese Osteolysen sind nicht selten Ursache der Erstdiagnose, weil sie durch Frakturen oder Kompression Schmerzen verursachen können. Die Osteolysen sind, was ganz wesentlich ist, nicht im Skelettszintigramm nachweisbar, sodass das Skelettszintigramm im Rahmen der Diagnostik beim Plasmozytom keine Bedeutung besitzt.

Leider kommt es aufgrund der deutlich erhöhten Produktion von Immunglobulinen, die über die Niere ausgeschieden werden, nicht selten zu einem erheblichen Eiweißverlust bis hin zum nephrotischen Syndrom und durch die ständige Eiweißausscheidung zu einer kontinuierlichen Schädigung der Niere, die bis zur Niereninsuffizienz führen kann.

Eine weitere unangenehme Eigenschaft der Plasmozytome ist die Tatsache, dass sie zur Amyloidose, d. h. zur krankhaften Ablagerung von Eiweiß in Organen, führen können. Hier sind v. a. Nieren, Herz, Haut und Schleimhäute betroffen. Eine Amyloidose des Herzens führt auf lange Sicht zu malignen Herzrhythmusstörungen und zur Herzinsuffizienz. Die Amyloidose der Haut kann lederartige Veränderungen (sklerodermieartige Veränderungen) bewirken und unter Umständen das Aussehen eines Patienten in kurzer Zeit vollständig verändern.

In den letzten Jahren hat die Therapie des Plasmozytoms gute Fortschritte gemacht. All diejenigen Patienten, die massiv Eiweiß ausscheiden, Osteolysen im Skelettsystem oder aber eine Knochenmarkinsuffizienz aufweisen, sind therapiebedürftig. Alle Patienten bis 70 Jahre werden heutzutage mit einer autologen

Stammzelltransplantation behandelt. Autolog bedeutet, dass den Patienten nach einer hochdosierten Chemotherapie ihre eigenen (zuvor gesammelten) Stammzellen zurückgegeben werden. Der autologen Stammzelltransplantation geht immer eine antiproliferative Kombinationstherapie voraus. Diese kann in der Regel ambulant durchgeführt werden, während die Knochenmarktransplantation selbst stets in einem hämatologischen Zentrum durchgeführt werden sollte.

Bei älteren Patienten, die nicht mehr transplantiert werden können, stehen uns Melphalan-haltige Therapieprotokolle zur Verfügung. Die Wirkung von Melphalan kann z. B. bei Zugabe von Thalidomid und Dexamethason deutlich gesteigert werden. Allerdings sollte je nach Allgemeinzustandes des Patienten eine Dosisanpassung erfolgen.

Neuere Medikamente zur Behandlung des Plasmozytoms sind die Angiogenesehemmer Thalidomid und Lenalidomid, der Proteasom-Inhibitor Bortezomid sowie der Antikörper Daratumumab. Im Rezidiv kann Pomalidomid in Kombination mit Dexamethason oder Carfilzomib in Kombination mit Lenalidomid/Dexamethason eingesetzt werden. Seit Januar 2016 ist Elotuzumab, ein immunaktivierender Antikörper zur Behandlung rezidivierter multipler Myelome, zugelassen worden. In der Rezidivsituation können neben antiproliferativen Substanzen bei geeigneten Patienten auch eine CAR-T-Zell Therapie oder bispezifische Antikörper eingesetzt werden. Obwohl sich durch die Stammzelltransplantation und neu entwickelte Substanzen die Prognose der Plasmozytompatienten deutlich verbessert hat, gilt die Erkrankung auf lange Sicht noch nicht als heilbar. Bei Vorliegen von Osteolysen erhalten die Patienten zusätzlich Bisphosphonate.

9 Onkologische Notfallsituation

Onkologische Notfälle können einerseits wegen der Tumorerkrankung als solche auftreten, andererseits wegen toxischer Effekte der gegen die Tumorerkrankung gerichteten Therapie. Nachfolgend werden wichtige Notfälle, ihre Ursachen und notwendigen Interventionen beschrieben.

Generell gilt bei allen Notfällen: Ruhe bewahren und Hilfe holen.

9.1 Obere Einflussstauung

Bei der oberen Einflussstauung kommt es zur Kompression bzw. Obstruktion der Vena cava superior. Da es sich meist um einen relativ akuten Prozess handelt, besteht häufig keine adäquate Kollateralbildung der Venenzu- und -abflüsse, sodass ein klinisches Bild der Stauung (z.B. rotes Gesicht, Plethora) resultiert. Das von dem Patienten am häufigsten angegebene Symptom ist Atemnot, gefolgt von Husten und Kopfschmerzen. Häufig stellt die obere Einflussstauung eine Blickdiagnose dar mit deutlicher Stauung der Venae jugulares externae et internae, Plethora, Schwellung von Gesicht, Nacken- und Armbereich. Gelegentlich kann es auch zur Bildung eines Kollateralkreislaufes der abgehenden Venen im Thoraxbereich kommen. Zu den genannten Symptomen können zusätzlich Sehstörungen auftreten. Verursacht wird die obere Einflussstauung durch Tumoren, Lymphknotenmetastasen im Mediastinum oder prätracheal gelegene Tumoren, seltener auch durch direkte Infiltration der Vena cava superior sowie durch Thrombosen (paraneoplastisch oder durch Venenkatheter). 20 % der Patienten mit oberer Einflussstauung leiden an einem kleinzelligen Bronchialkarzinom. Weitere häufige Ursachen sind z.B. hochmaligne Non-Hodgkin-Lymphome.

Akutmaßnahmen beim Vorliegen einer oberen Abflussstauung

- O_2-Zufuhr
- Dexamethason (zur Verminderung des peritumorösen Ödems)
- Bildgebung zur genaueren Beurteilung der Ursache
- Bestrahlung oder Chemotherapie/Antikörpertherapie (falls möglich, vorher noch Histologie gewinnen)
- Ggf. Metallstent-Implantation in die Vena cava.

9.2 Hirnödem

Hirnödeme sind eine der gefürchtetsten onkologischen Notfallsituationen. Das Gehirn – von allen Seiten von festen Schädelknochen umgeben – hat wenig Platz, sich auszudehnen. Tritt ein Hirnödem, also eine Schwellung der Hirnsubstanz auf, kommt es sehr rasch zum Druck auf die Gehirnmasse, zu irreversiblen Schäden und oft zum raschen Todeseintritt.

Hirnödeme bei Tumorpatienten entstehen am häufigsten durch primäre Hirntumoren und Metastasen (ca. 50 %). Weitere Ursachen sind eine Sinusvenenthrombose oder extremer Eiweißmangel (Lebermetastasen, nephrotisches Syndrom bei Nierenbeteiligung). Auch eine sogenannte Meningeosis carcinomatosa (Befall der Hirnhäute durch Tumorzellen) kann zum Hirnödem führen. Die Diagnose erfolgt über CT und MRT.

Die akute Therapie des Hirnödems besteht in der i. v. Gabe von Dexamethason. Je nach Ursache kommt dann eine Bestrahlung (z. B. bei Metastasen), eine Radio-Chemotherapie (z. B. bei primären Hirntumoren) oder aber auch eine alleinige Chemotherapie/Antikörpertherapie (z. B. bei Lymphomen) infrage. Die Therapie der Meningeosis carcinomatosa, häufig hervorgerufen durch Lymphome, Leukämien sowie solide Tumoren, erfolgt durch intrathekale Gabe von Dexamethason und Zytostatika, welche je nach Krankheitsbild bis zu drei Mal wöchentlich appliziert werden. Je nach Verlauf kann die Chemotherapie durch eine Radiatio ergänzt werden.

9.3 Akute Rückenmarkskompression

Die Rückenmarkskompression wird in den meisten Fällen durch einen Tumor im Bereich des Skelettsystems verursacht oder beruht auf einer pathologischen Fraktur, also eine primär durch eine Tumorosteolyse verursachte Fraktur eines Wirbelkörpers. Gehäuft kommt diese Notfallsituation bei denjenigen Tumoren vor, die in das Skelettsystem metastasieren. Das sind v.a. Mammakarzinome, Prostatakarzinome, Bronchialkarzinome, multiple Myelome (= Plasmozytom) und Lymphome.

Die Patienten klagen über Schmerzen, die sich entweder allmählich zunehmend entwickelt haben oder plötzlich aufgetreten sind. Für einen schwerwiegenden Verlauf sprechen eine zunehmende Schwäche in den Extremitäten, Sensibilitätsstörungen und Mobilitätsstörungen und das Auftreten von Inkontinenz.

Zum klinischen Bild einer Rückenmarkskompression gehört auch das sogenannte Cauda-equina-Syndrom, welches durch eine Kompression des Rückenmarks unterhalb von LWK1–LWK2 hervorgerufen wird. Typischerweise klagen die Patienten hier über Blasendysfunktion (Überlaufblase!), Impotenz, Schwäche der Glutealmuskulatur und Empfindungsstörungen im Sakralbereich.

Die Therapie des Rückenmarkkompressions-Syndroms besteht in der Gabe von Dexamethason, ggf. sofortiger neurochirurgischer Entlastung und einer Radiatio.

9.4 Sepsis

Eine Sepsis (= schwerste systemische Infektionskrankheit) beim Tumorpatienten kann v.a. hervorgerufen werden durch:

- Knochenmarkdepression (Panzytopenie)
- Antikörpermangelsyndrom
- Infizierte Zugänge, z.B. Venenkatheter.

Die schwere Knochenmarkdepression, die sich u.a. in Leukozytenwerten unter 1000/µl zeigt, kann durch eine maligne Erkrankung per se, z.B. akute Leukämie, oder auch iatrogen (= bedingt durch den Arzt, in diesem Fall die applizierte antiproliferative Therapie) hervorgerufen werden. Zu den gefährlichsten Erregern gehören Pneumocystis carinii sowie Pilzinfektionen. Die häufigsten Erreger sind E. coli und Staphylokokken.

Die Therapie einer Sepsis in der Phase der Knochenmarkaplasie besteht in der Gabe von Filgrastim (Wachstumsfaktoren für Stammzellen) und einer breiten antibiotischen und antimykotischen Abdeckung, wobei vor Therapiebeginn unbedingt Blutkulturen zur Erregerdiagnostik gewonnen werden sollten. Auch eine bakterielle Untersuchung des Urins und ein Abstrich aus dem Rachenraum sollten nicht fehlen. Eine Einweisung in ein hämatologisches Zentrum ist in der Regel unumgänglich.

Septische Verläufe können auch durch liegende Zugänge (z.B. Braunülen, ZVK, Port) bedingt sein. Bei einer sog. Portsepsis fallen die Patienten nach Infusion über den Port durch Schüttelfrost und hohes Fieber auf. Therapeutisch ist neben einer entsprechenden antibiotischen Abdeckung in der Regel die sofortige Portentfernung erforderlich.

Sonderfall: Antikörpermangelsyndrom
Das Antikörpermangelsyndrom, welches sich im verminderten IgG-Wert zeigt, tritt v.a. bei malignen Lymphomen, insbesondere der chronischen lymphatischen Leukämie, dem Morbus Waldenström und dem multiplem Myelom auf, kann sich aber auch als eigenständiges Krankheitsbild darstellen. Hier sollte bei Sepsis neben der Antibiotika- und Antimykotikatherapie die Gabe von Immunglobulinen erfolgen. Die regelmäßige prophylaktische Substitution mit Immunglobulinen bei unauffälligen Patienten mit einem Antikörpermangelsyndrom ist nicht indiziert.

9.5 Kardiale Notfallsituation

Hier steht die Entwicklung eines malignen Perikardergusses bzw. die Perikardinfiltration durch einen Tumor im Vordergrund. Das klinische Bild stellt sich ähnlich dar wie bei der oberen Einflussstauung. Beim Perikarderguss besteht die Therapie in der sofortigen Entlastung mittels Perikardpunktion, wobei im gleichen Vorgang ein Zytostatikum, z.B. Mitoxantron, appliziert wird. Bei rezidivierenden Perikardergüssen besteht des Weiteren die Möglichkeit einer Perikardfensterung. Die Therapie der Perikardinfiltration muss stets interdisziplinär je nach Tumorart diskutiert werden.

Eine gar nicht so seltene kardiale Notfallsituation, insbesondere bei alten Patienten, ist der durch eine Anämie bedingte Myokardinfarkt. Ältere Patienten, die häufig durch Begleiterkrankungen, wie Hypertonus oder Diabetes primär kardial vorgeschädigt sind, tolerieren niedrige Hb-Werte sehr schlecht, sodass hier bereits bei Hb-Werten unter 8,5 g/dl transfundiert werden sollte.

Maligne Rhythmusstörungen, z.B. infolge von Anthrazyklingabe oder immunonkologischer Therapie, treten im Rahmen einer onkologischen Notfallsituation nur selten auf, sollten aber nichtsdestotrotz in Erwägung gezogen werden.

9.6 Allergische Reaktionen und Anaphylaxie

Allergische Reaktionen können bei Gabe von Zytostatika auftreten und setzen in der Regel spontan ein, also noch während der i.v. Gabe. Nicht ungewöhnlich ist eine allergische Reaktion erst während der zweiten Zytostatikagabe, wobei die erste Zytostatikagabe typischerweise gut vertragen wurde. Obwohl eine allergische Reaktion bei allen Medikamenten auftreten kann, findet sie sich insbesondere vermehrt im Zusammenhang mit der Gabe von Cisplatin, Carboplatin, Oxaliplatin und Taxanen. Bei den Antikörpern wie Cetuximab, Rituximab, Trastuzumab oder Pertuzumab und den immunonkologischen Substanzen wie Ipilimumab, Pembrolizumab oder Nivolumab kann neben einer sofortigen auch eine verzögerte allergische Reaktion auftreten, weswegen die Patienten auch nach Abschluss der Antikörperinfusion noch für einige Zeit in der behandelnden Einrichtung beobachtet werden sollten. Zusätzlich müssen die Patienten über eine verzögerte allergische Reaktion aufgeklärt werden.

Die sofortige Therapiemaßnahme besteht in der Gabe von Dexamethason, einem H1- und einem H2-Blocker sowie bei Bedarf O_2-Zufuhr.

9.7 Atemnot

Akute Atemnot kann neben den bereits weiter oben erwähnten Ursachen auch durch einen tumorbedingten direkten Verschluss der Trachea oder eines Bronchusstammes auftreten. Eine weitere Ursache stellt die sogenannte Lymphangiosis carcinomatosa dar. Hierbei sind die Lymphgefäße der Lunge mit Tumorzellen ausgekleidet, was zu einer deutlichen O_2-Diffusionsstörung führt. Seltenere Ursachen sind ein Lungenödem (kardial oder durch Eiweißmangel bedingt) oder eine akute Lungenblutung. Hier besteht die notfallmäßige Therapie in O_2-Gabe und ggf. Dexamethason-Gabe.

9.8 Akute Blutungen

Akute Blutungen, v.a. im HNO-Bereich, können zum einen durch Thrombopenien oder Entgleisungen der Gerinnung, zum anderen durch Tumoreinbruch in ein Blutgefäß auftreten. Die akute arterielle Blutung, wie sie gelegentlich bei HNO-Tumoren oder Bronchialkarzinomen zu beobachten ist, ist in der Regel nur schwer beherrschbar und führt meist rasch zum Tode. Hier bleiben therapeutisch meistens nur rein supportive Maßnahmen wie die Gabe von Midazolam, Abdecken mit am besten farbigen Tüchern und persönlicher Beistand übrig.

Bei thromobopenisch bedingten Blutungen sollten umgehend Thrombozyten substituiert und wenn möglich eine Kompression erfolgen (v.a. bei Nasenblutung Tamponade setzen). Auch die lokale und/oder systemische Gabe von Tranexamsäure kann hilfreich sein. Bei thrombopenisch bedingten Hirnblutungen ist aber die Gesamtprognose häufig infaust.

9.9 Ileus und Darmperforation

Eine Ileus-Symptomatik tritt v.a. bei Patienten mit Peritonealkarzinose auf. Am häufigsten sind hier die Patienten mit Ovarialkarzinom und gastrointestinalen Tumoren betroffen.

Der Patient klagt über massive, kolikartige Bauchschmerzen, gelegentlich über Durchfall; Erbrechen von Speisen und Getränken tritt häufig auf. Hin und wieder kommt noch Erbrechen von Stuhl (sogenanntes Miserere) hinzu.

Die Therapie besteht neben der sofortigen Anlage einer Magensonde möglichst in einer operativen Intervention. Aufgrund einer häufig bestehenden Peritonealkarzinose sind chirurgische Eingriffe allerdings oft nicht adäquat möglich, sodass nur eine rein symptomatische Therapie durchgeführt werden kann. Die jeweilige Situation mit operativen Möglichkeiten und Risiken muss ausführlich mit dem Patienten und seinen Angehörigen besprochen werden. Einläufe, medikamentöse Behandlung (z.B. Metoclopramid) und Beginn einer parenteralen Ernährung können hilfreich sein. Die jeweils eingesetzten Maßnahmen hängen dabei aber von der Form des Ileus ab (paralytisch, mechanisch). Gelegentlich tritt ein Ileus auch im Rahmen einer Morphintherapie auf, insbesondere dann, wenn die prophylaktische Laxanziengabe entweder nicht erfolgte oder vom Patienten nicht durchgeführt wurde. Neben lokalen Therapiemöglichkeiten (Zäpfchen, Einlauf) stehen bei der opioidinduzierten Obstipation periphere Opioidantagonisten (z.B. Methylnaltrexon) zur Verfügung.

Seltener, aber umso gefährlicher sind Darmperforationen, wie sie v.a. im Zusammenhang mit einer Chemotherapie bei Patienten mit Lymphombefall des Gastrointestinaltraktes auftreten können. Besonders sollte man das verzögerte Auftreten der Komplikationen – meist sieben bis zehn Tage nach Chemotherapie – beachten. Zumindest nach dem ersten Zyklus empfiehlt sich die stationäre Beobachtung des Patienten für zehn Tage. Die Therapie besteht in der sofortigen operativen Intervention. Auch bei Gabe von Angiogenesehemmern (z.B. Bevacizumab) können Perforationen v.a. nach vorangegangenen Operationen auftreten.

9.10 Hyperkalzämie

Die Hyperkalzämie stellt eine onkologische Notfallsituation dar, die v.a. Patienten mit ausgedehnten Skelettmetastasen (z.B. beim Mammakarzinom) und Patienten mit multiplem Myelom betrifft. Häufige Symptome sind Schwäche, Depression, Erbrechen, Bauchschmerzen, Polyurie, Exsikkose und Arrhythmien.

Die Therapie besteht in der Gabe von Kalzium senkenden Maßnahmen, z. B. Bisphosphonaten sowie einer symptomatischen Therapie.

9.11 Tumorlyse-Syndrom

Das Tumorlyse-Syndrom (Tumor-Zerfallssyndrom) kann bei der Therapie maligner Erkrankungen mit großer Tumormasse, insbesondere bei Leukämien, Lymphomen und kleinzelligen Bronchialkarzinomen, auftreten. Durch rasches Ansprechen der antiproliferativen Therapie kommt es zu einem plötzlichen, massiven Zerfall großer Tumoren und damit zu einem deutlichen und schnellen Anstieg der entsprechenden Zerfallsprodukte wie etwa Kalium und Harnsäure. Als Folge hiervon können Nierenversagen und Arrhythmien auftreten. Die Therapie erfordert eine intensive medizinische Betreuung. Zur Vermeidung eines Tumorlyse-Syndroms wird in der Regel prophylaktisch bei dieser Patientengruppe eine sog. Vorphase vor der eigentlichen antiproliferativen Therapie verabreicht. Diese Vorphase, die z. B. bei den malignen Lymphomen aus Vincristin und Prednisolon besteht, führt zu einem langsamen und kontrollierbaren Zellzerfall der Tumormassen. Zusätzlich empfiehlt sich die Gabe von Allopurinol oder gegebenenfalls Rasburicase.

10 Paraneoplastische Syndrome

Die paraneoplastischen Syndrome werden durch eine maligne Erkrankung verursacht, ohne dass eine direkte Beziehung zum Tumor oder zu Metastasen nachgewiesen werden kann. Gelegentlich treten sie als erste Tumormanifestation auf und werden dann oft zunächst anderen Krankheitsbildern zugeordnet. Paraneoplastische Syndrome treten bei ca. 10 % aller Tumorpatienten auf, wobei insbesondere Patienten mit Bronchialkarzinom, Pankreaskarzinom, Mammakarzinom, Prostatakarzinom sowie Ovarialkarzinom betroffen sind.

Die Ursache paraneoplastischer Syndrome ist letztlich noch unklar. Am ehesten scheinen eine Störung im Bereich des Hormonhaushaltes und Interferenzen (Wechselwirkungen) von Tumorantikörpern eine Rolle zu spielen. Nachfolgend eine Auflistung häufiger paraneoplastischen Syndrome.

Syndrom der inadäquaten ADH-Sekretion (SIADH)
Die Patienten fallen durch eine ausgeprägte Hyponatriämie auf, die sich zumeist in Verwirrtheit und Apathie äußert. Die Therapie besteht in einer Flüssigkeitsrestriktion sowie Desmopressin.

Cushing-Syndrom
Hier kommt es tumorbedingt zu einer ACTH-Überproduktion, die sich klinisch wie der klassische Morbus Cushing äußert (u.a. Stiernacken, mondförmiges Gesicht).

Lambert-Eaton-Syndrom
Hier handelt es sich um eine neurologische Störung, wobei man davon ausgeht, dass 60 % der Patienten mit einem Lambert-Eaton-Syndrom an einem malignen Tumor leiden.

Polyglobulie

Polyglobulien treten v. a. infolge von Erythropoetin produzierenden Tumoren auf, insbesondere von Nierenzellkarzinomen.

Hämolytische Anämien

Hier kommt es zum Zerfall der Erythrozyten. Eine Problematik, die v. a. bei niedrigmalignen Lymphomen, speziell bei der CLL beobachtet wird. Die Therapie besteht in einer Kortisongabe.

Hautveränderungen

Sie fallen auf durch:

- Akanthosis nigricans (dunkle Verfärbung im Bereich der Beugestellen und der Axilla); tritt v. a. bei gastrointestinalen Tumoren auf
- Thrombophlebitis migrans; hier sind v. a. Patienten mit Bronchialkarzinomen betroffen.

Thrombosen

Durch tumorbedingte Störungen im Bereich des Gerinnungssystems treten bei Tumorpatienten gehäuft Thrombosen auf. Tiefe Beinvenenthrombosen unklarer Genese bei Patienten unter 40 Jahren deuten sehr häufig auf einen Tumor im gastrointestinalen Bereich hin. Diese Patienten sollten sorgfältig z. B. auf ein Kolon-, Pankreas- und Magenkarzinom untersucht werden. Alle anderen Patienten mit weit fortgeschrittenen Tumoren haben ein deutlich erhöhtes Risiko, an Lungenembolien zu versterben.

Bei Patienten, die mit einem Subklavia- oder Unterarm-Port versorgt sind, kann es zudem zu Thrombosen im Bereich des betroffenen Arms kommen. Die Therapie besteht aus einer systemischen Antikoagulation, die über einen längeren Zeitraum durchgeführt werden sollte. Zusätzlich sollte bei Patienten, die im Bereich des Beckens oder wegen einer oberen Einflussstauung bestrahlt werden, prophylaktisch eine niedermolekulare Heparinisierung erfolgen.

11 Transfusionsmedizin

Bei den Bluttransfusionen unterscheidet man die *Erythrozytentransfusion*, bei der nur Erythrozyten ohne Plasma und weitgehend ohne Leukozyten (gefilterte Erythrozyten) übertragen werden, von der *Thrombozytentransfusion*, bei der ausschließlich Thrombozyten übertragen werden, und den in manchen Fällen erforderlichen Plasmatransfusionen (FFP, fresh frozen plasma). In der täglichen hämatologisch-onkologischen Praxis spielen v.a. die Erythrozyten- und Thrombozytentransfusionen eine große Rolle. In diesem Kapitel werden die Indikationen, Blutgruppenzuordnungen und Risikofaktoren der Transfusionsmedizin erklärt.

11.1 Indikation

Die Indikation für Bluttransfusionen besteht bei einem erniedrigten Hb-Wert, wobei dieser sehr individuell zu beurteilen ist. Manche Patienten, v.a. Kinder, tolerieren einen Hb-Wert zwischen 7 und 8 g/dl, ohne transfusionspflichtig zu sein, während ältere Patienten häufig bereits bei Hb-Werten unter 9 g/dl über kardiale Symptomatik und Atemnot klagen. Thrombozyten sollten nicht bei Werten über 10 000/µl transfundiert werden, es sei denn, es liegt eine akute thrombozytopenisch bedingte Blutung vor.

11.2 Blutgruppen

Die Gene des Blutsystems A1, A2, B und 0 liegen auf dem Chromosom 9. Die häufigsten AB0-Blutgruppen in Mitteleuropa sind 0 und A1, wie in **Tabelle 11-1** aufgeführt.

Tabelle 11-1: AB0-Blutgruppenverteilung in Mitteleuropa (Eigendarstellung)

0	39 %
A1	38 %
A2	10 %
B	9 %
A1B	3 %
A2B	1 %

Bei Trägern der Blutgruppe A tragen die Erythrozyten das Antigen A und bilden den Antikörper Anti-B, bei Trägern der Blutgruppe B tragen die Erythrozyten das Antigen B und bilden den Antikörper Anti-A.

Bei Trägern der Blutgruppe 0 besitzen die Erythrozyten keines der beiden Antigene. Im Serum finden wir Anti-B und Anti-A. Bei Trägern der Blutgruppe AB tragen die Erythrozyten die Antigene A und B. Es liegen aber dafür im Serum keine Antikörper vor. Es sollte, falls möglich, stets blutgruppengleich transfundiert werden. **Tabelle 11-2** beschreibt, welche Regeln bei Konservenmangel gelten.

Vor Transfusion einer Konserve muss die AB0-Identität nicht nur vom Roten Kreuz/Blutspendedienst, sondern nochmals vom Arzt am Krankenbett kontrolliert werden. Dies geschieht mit dem Bedside Test, bei dem mit Antiseren vorgefertigte Kartensysteme zum Einsatz kommen, dargestellt in **Tabelle 11-3**.

Beispiel: Antikörper Anti-A auf der Bedside-Test-Karte reagiert mit Blutgruppe A von Patienten oder von Konserven in Form einer Agglutination. Der Bedside-Test wird sowohl mit den Patientenerythrozyten als auch mit den Konservenerythrozyten durchgeführt; beide Tests müssen zum gleichen Ergebnis kommen.

Thrombozyten können blutgruppenungleich transfundiert werden, da Thrombozyten keine entsprechenden Antigene tragen.

Ein weiteres Blutgruppensystem ist das sogenannte Rhesussystem, welches auf dem Chromosom 1 liegt. Wir unterscheiden Rhesus-positive Menschen (85 % der Bevölkerung) und Rhesus-negative Menschen (15 % der Bevölkerung). Bekommt ein Rhesus-negativer Mensch Rhesus-positives Blut wird zu 80 % ein Antikörper D gebildet. Dieser kann bei erneuter Transfusion von Rhesus-positivem Blut zur Hämolyse (= Zerfall der Erythrozyten) führen. D-negative Menschen dürfen daher nur D-negativ transfundiert werden. Ist aus Notfallgründen die Transfusion von D-positiven Thrombozyten auf D-negative Träger erforderlich, kann eine i. v. Gabe von Anti-D-Immunglobulinen erfolgen, eine sogenannte Rhesus-Prophylaxe.

Tabelle 11-2: Regeln bei Konservenmangel (Eigendarstellung)

0-EK*	können transfundiert werden auf Träger der Blutgruppe 0/A/B/AB
A-EK*	können transfundiert werden auf Träger der Blutgruppe A/AB
B-EK*	können transfundiert werden auf Träger der Blutgruppe B/AB
AB-EK*	können transfundiert werden auf Träger der Blutgruppe AB

*EK = Erythrozytenkonzentrat

Tabelle 11-3: Patientenerythrozyten oder Konservenerythrozyten und Blutgruppe (Eigendarstellung)

Patientenerythrozyten oder Konservenerythrozyten		**Blutgruppe**
Anti-A*	**Anti-B****	
+	-	A
-	+	B
+	+	AB
-	-	0

* vorgefertigtes Serum, das Antikörper gegen die Blutgruppe A enthält

** vorgefertigtes Serum, das Antikörper gegen die Blutgruppe B enthält

+ Agglutination (Verklumpung der Erythrozyten)

– keine Agglutination

Vor Transfusion von Erythrozytenkonzentraten/Thrombozytenkonzentraten muss der Patient entsprechend über die Risiken aufgeklärt sein und schriftlich seine Einwilligung gegeben haben.

11.3 Risikofaktoren

Zu den Risiken gehören die hämolytische und allergische Transfusionsreaktion sowie die Übertragung einer Infektion.

11.3.1 Hämolytische Transfusionsreaktion

Hierbei unterscheidet man eine sofortige und eine verzögerte Reaktion. Die sofortige Reaktion tritt ca. ein bis zwei Stunden nach Transfusion auf und ist gekennzeichnet durch Schüttelfrost, Kreuzschmerzen, Fieber, ggf. Kopfschmerzen und Brechreiz. Da mit Kreislaufstörungen bis zum Kreislaufversagen zu rechnen ist, sollte eine sofortige Klinikeinweisung erfolgen. Die transfundierte Konserve muss in jedem Fall sichergestellt werden.

Verzögerte Reaktionen sind seltener und treten oft erst bis zu Wochen nach erfolgter Transfusion auf. Diese beruhen auf einer gesteigerten Produktion (Boosterung) von bestehenden Antikörpern. Symptome sind Fieber und leichter Hb-Abfall, manchmal zusätzlich Ikterus. Es kommt nur selten zu lebensbedrohlichen Komplikationen.

11.3.2 Allergische Transfusionsreaktion

Diese beruht auf einer Antikörperbildung gegen Bestandteile des restlichen Blutplasmas und tritt schlagartig mit Beginn oder im Verlauf der Transfusion auf. Gehäuft finden wir eine derartige Reaktion bei Patienten mit IgA-Mangel, sodass diese Patienten besonders beobachtet werden sollten. Die Sofortmaßnahmen bestehen in einer Unterbrechung der Transfusion und in der Gabe von H1- und H2-Blockern sowie einem Kortisonderivat. Die Symptome können dabei ähnlich einer allergischen Reaktion auf einen Wespenstich beschrieben werden: von leichtem Juckreiz, über Rötung bis hin zu Dyspnoe und Kreislaufbeeinträchtigungen ist grundsätzlich alles möglich.

Im Gegensatz zu der seltenen allergischen Transfusionsreaktion ist die urtikarielle Transfusionsreaktion relativ häufig. Die Patienten entwickeln ein juckendes Erythem, z. T. mit Quaddelbildung. Entsprechende Maßnahmen sind wie bei der allergischen Reaktion durchzuführen.

11.3.3 Übertragung einer Infektion

Bei den möglicherweise übertragbaren Infektionen spielt v. a. das Zytomegalie-Virus eine große Rolle. Mindestens 50 % der Bevölkerung sind CMV-Träger (Infektion bereits in der Kindheit ohne klinische Auffälligkeit erfolgt). Wird einem CMV-negativen Patienten, dessen Immunsystem z. B. durch Knochenmarktransplantation oder Nierentransplantation supprimiert ist, eine CMV-positive Konserve übertragen, kann dieser an einer schweren Zytomegalie-Virus-Erkrankung erkranken. Dies gilt v. a. auch bei Patienten, die zytostatisch behandelt werden. Auch bei Patienten, bei denen eine Knochenmarktransplantation geplant ist, sollte bei CMV-negativen Patienten oder unbekanntem CMV-Status kein CMV-positives Blut übertragen werden. Zusätzlich sollten die Konserven bestrahlt werden, um übrige restliche Leukozyten zu inaktivieren und damit eine entsprechende Antikörperentwicklung zu vermeiden.

Die Risiken einer viralen Übertragung mit HBV (Hepatitis-B-Virus), HCV (Hepatitis-C-Virus) und HIV sind wie folgt:

- HCV: 1 : 13.000.000
- HIV: 1 : 11.000.000
- HBV: 1 : 100.000.

Neben Viren können auch Bakterien (z. B. Staphylokokken, Enterobakterien) übertragen werden. Eine Septikämie tritt im Verhältnis von ca. 1 : 10.000 bei Transfusionen auf, lebensbedrohliche Reaktionen bei ca. 1 : 400.000 Transfusionen und tödliche Ausgänge bei ca. 1 : 600.000 Transfusionen.

12 Schmerztherapie

Um einen Schmerzpatienten therapieren zu können, ist die Kenntnis unterschiedlicher Schmerzformen wesentlich. Der Schmerz gliedert sich in fünf große Gruppen, wobei die Medikation sich nach dem WHO-Stufenschema richtet.

12.1 Schmerzformen

Die nachfolgende **Tabelle 12-1** (S. 104) gibt eine Übersicht zu den Schmerzformen und beschreibt ihre Charakteristik.

Der Schmerz als solcher darf nicht nur als Symptom, sondern sollte als eigene Krankheit aufgefasst werden, die durchaus unterschiedliche Gründe aufweisen kann. V.a. der psychogene Teil des Schmerzes ist dem betroffenen Patienten oft nicht bewusst und wird ihm erst in einem klärenden Gespräch präsent. Damit wird deutlich, dass in der Schmerztherapie nicht nur reine Schmerzmittel Verwendung finden, sondern auch Antidepressiva ihren Stellenwert haben. Besonders sei darauf hingewiesen, dass der neuropathische Schmerz nicht gut auf eine Opioidtherapie anspricht, sondern z.B. gut mit Amitriptylin oder Gabapentin kontrolliert werden kann. Bei Patienten mit fortgeschrittenem Tumorleiden ist eine adäquate Schmerztherapie in der Regel erforderlich.

12.2 WHO-Stufenschema

Die Schmerzmedikation wird nach dem WHO-Stufenschema durchgeführt, das die World Health Organisation (1996) im Jahr 1996 veröffentlicht hat. Die drei Stufen werden wie folgt beschrieben.

- Stufe 1: Nichtopioid-Analgetikum (z.B. Ibuprofen, Diclofenac)
- Stufe 2: Schwach wirkendes Opioid (z.B. Tramadol)
- Stufe 3: Stark wirkendes Opioid (z.B. Oxycodon, Hydromorphon).

Tabelle 12-1: Schmerzformen und ihre Charakteristik (Eigendarstellung)

Nozizeptiver Schmerz	Diese Schmerzform ist eine häufige Schmerzform des Tumorpatienten und geht von den Knochen oder Gelenken (somatisch) oder aber von den Eingeweiden (viszeral) aus.
Neuropathischer Schmerz	Dieser Schmerz ist ein typischer peripherer Schmerz, wie wir ihn z. B. im Rahmen eines ausgedehnten Herpes zoster beobachten können (sogenannte Zosterneuralgie). Darunter fallen z. B. auch Schmerzen bei Wurzelkompression, Polyneuropathien oder auch Schmerzen, wie sie beim Bandscheibenvorfall auftreten.
Somatoformer oder psychogener Schmerz	Dieser Schmerz ist primär keiner anatomischen oder funktionellen Struktur zuzuordnen. Der psychogene Schmerz stellt einen besonderen Schwerpunkt der Tumorbehandlung dar. Hier spielen v. a. das Schmerzempfinden und die Schmerzauffassung der betroffenen Person eine große Rolle.
Gemischter Schmerz	Alle drei Schmerzkomponenten sind enthalten. In der Regel liegt bei den Tumorpatienten der gemischte Schmerz vor.
Durchbruchschmerz	Trotz Dauertherapie kommt es bei bis zu 80 % der Schmerzpatienten zu sog. Durchbruchschmerzen. Der Durchbruchschmerz tritt innerhalb weniger Minuten auf und hält durchschnittlich ca. 30 Minuten an. Er erfordert eine sofortige Therapie mit schnell wirksamen Opioiden (z. B. schnell wirkendes Fentanyl in Form von Sublingualtabletten, Bukkaltabletten oder Nasensprays).

Für viele Patienten reicht bereits zu Beginn die Stufe 1 oder Stufe 2 nicht mehr aus, sondern man muss oft bereits mit Stufe-3-Opioiden einsteigen. Zur Komedikation für ein Opioid eignet sich Metamizol, Paracetamol oder ein NSAR. Kontraindiziert in der Kombination mit Opioiden sind Medikamente wie Tramadol und Tilidin, da sie die Wirkungsweise eines Opioids aufheben (keine Kombination von Stufe 2 und 3). Antidepressiva können parallel zu Morphinen verabreicht werden. Opioide werden heute in unterschiedlichen Formen angeboten:

- oral in Form von retardierten oder sofort wirksamen Präparaten (unretardiert)
- in Form von löslichen Granulaten (z. B. MST-Granulat)
- in Form von Zäpfchen
- in Form von Schmerzpflastern
- in Form von subkutaner, intravenöser oder intrathekaler Gabe
- in Form von Sticks, Nasensprays, sublingualen oder bukkalen Tabletten.

Opioide haben gewisse Nebenwirkungen, zu denen insbesondere eine Obstipation, anfängliche Übelkeit, gelegentlicher Schwindel, aber auch Albträume und

Myoklonien gehören. Um das Auftreten der Nebenwirkungen möglichst gering zu halten, sollte der Patient von Anfang an mit Laxanzien sowie Antiemetika versorgt werden. Gegen das Auftreten von Albträumen und Myoklonien hilft Haloperidol. Bei hartnäckiger, opioidinduzierter Obstipation können Mittel eingesetzt werden, die die Opioidrezeptoren im Darm blockieren. Hierzu gehören Methylnaltrexon, welches subkutan appliziert wird, sowie Naloxegol als orales Medikament.

Die sogenannten Schmerzsticks sind nur für den Durchbruchschmerz oder die Schmerzspitzen geeignet, wobei in der Tumorschmerztherapie die Gabe von schnell wirksamen Morphinpräparaten vorgezogen wird.

Die bei den Patienten und auch vielen Hausärzten sehr beliebte Pflastertherapie ist in der Behandlung von Tumorpatienten eher ungünstig, da eine Anpassungsmöglichkeit an die gerade bei Tumorpatienten ständig wechselnden Schmerzen fehlt. Zusätzlich liegt bei vielen Tumorpatienten gerade im Finalstadium eine Kachexie vor. Bei einer Kachexie wird das Opioid, das über ein Pflaster verabreicht wird, vermindert aufgenommen (feuchte Haut, Kachexie mit fehlendem Unterhautfettgewebe) und wirkt daher nicht ausreichend. Auch schnell progrediente Schmerzen, wie sie bei einem schnell wachsenden Tumor vorliegen, oder deutlich bewegungsabhängige Schmerzen sind mit einem Pflaster nicht gut therapierbar. Zudem haben die Schmerzpflaster eine sehr hohe Plasmaeiweißbindung, sodass eine Interaktion mit anderen Medikamenten (z.B. Omeprazol, NASR oder Glibenclamid) auftreten kann.

Besonders ist zu beachten, dass gerade bei schwer zu beeinflussenden Schmerzen oder aber bei Patienten mit mangelnder enteraler Resorption, wie es z.B. bei Patienten mit Magenkarzinom oder Peritonealkarzinose der Fall ist, zügig auf intrakutane oder intravenöse Pumpensysteme umgestellt werden sollte. Ein weiter beeinflussender Faktor bzgl. der Effektivität der Schmerztherapie stellt die Dialyse dar, da auch hier Schmerzmedikamente herausgefiltert werden könnten und somit die Wirkung auf die Schmerzen beeinflusst werden kann. Hilfreich ist es, unter der Schmerztherapieeinstellung und auch während der gesamten Schmerztherapie die Patienten immer wieder nach dem Grad ihrer Schmerzen zu fragen, wobei sich hier der Einsatz einer Schmerzskala (0 = kein Schmerz, 10 = stärkster Schmerz) gut bewährt hat.

Kann durch eine Opioidtherapie keine ausreichende Schmerzfreiheit erzielt werden, kommen folgende Komedikationen infrage:

1. Präparate aus dem WHO-Stufenschema, Stufe 1, z.B. Metamizol, Ibuprofen, Paracetamol, NSAR
2. Antidepressiva, z.B. Amitriptylin

3. Antikonvulsiva, z. B. Pregabalin, Gabapentin
4. Dexamethason.

Gerade beim Dexamethason muss immer wieder betont werden, dass es durch seine abschwellende Wirkung ein hervorragendes Schmerzmittel darstellt. Unter Dexamethasontherapie sollte der Blutzucker, insbesondere bei Diabetikern, wegen des zu erwartenden Blutzuckeranstieges engmaschig kontrolliert werden.

Zusätzlich stehen sehr schnell wirksame Opioide (Fentanyl) zur Verfügung. Sie sind als Sublingualtabletten oder als Nasenspray erhältlich. Auch starke Durchbruchschmerzen können mit den schnell wirksamen Opioiden meist rasch und effektiv therapiert werden.

13 Pflege

In der onkologischen Pflege ist es wesentlich, einige wichtige Aspekte zu berücksichtigen, um Komplikationen vorzubeugen und den betroffenen Patienten die ohnehin schwierigen und oft als unangenehm von ihnen empfundenen Begleiterscheinungen abzumildern.

13.1 Portsysteme

Seit etwa 15 Jahren haben sich die Portsysteme in der Therapie hämato-onkologisch erkrankter Patienten etabliert. Hierdurch konnte die Rate der Paravasate und der damit verbundenen oft ernsten Komplikationen deutlich gesenkt werden. Es bestehen nur wenige Gründe, die gegen die Implantation eines Portsystems sprechen, z. B. Allergie gegen die verwendeten Materialien, schwere chronisch-obstruktive Lungenerkrankungen, Zustand nach Bestrahlung der vorgesehenen Implantationsstelle und Zustand nach venöser Thrombose oder nach gefäßchirurgischen Eingriffen.

Die Portsysteme stehen uns als *Subklavia-Port*, als *peripherer Port* am Unterarm, als Port in der Leiste, als *Hepatica-Port* und als Port für den Bereich der Bauchdecke (Aszitespunktionen) zur Verfügung.

Die Portsysteme, insbesondere der Subklavia-Port, werden im Rahmen eines ambulanten Eingriffes implantiert. Der Eingriff dauert ca. eineinhalb Stunden und wird unter sterilen Bedingungen im OP durchgeführt. Nur porterfahrene Kliniken sollten diese Systeme implantieren, weil nur so die Portkomplikationen, die sich v. a. durch zu lange Schlauchverbindung, schlechte Konnektion oder Abgleiten des Ports entwickeln, vermieden werden können. Bei der Portanlage sollte darauf geachtet werden, dass der Port nicht zu tief im Gewebe implantiert wird, da sonst ein Anstechen des Ports nur schwer möglich ist und zudem bei den dann erforderlichen langen Nadelsystemen mit Diskonnektionen und Paravasaten zu rechnen ist.

Der Port kann direkt nach Implantation angestochen werden. Hierzu sollten nur Nadeln mit speziellem Schliff, die sogenannten Portnadeln, benutzt werden. Andere Kanülen sind streng kontraindiziert, da sonst das Silikon des Ports beschädigt wird („Ausstanzen“ der Portmembran) und eine Neuimplantation erforderlich werden würde. Das Einstechen und die Pflege des Ports müssen geübt werden, um Verletzungen oder Infektionen zu vermeiden.

Wichtig ist die Beibehaltung steriler Bedingungen, das heißt, es sollte eine entsprechende Händedesinfektion, eine lokale Desinfektion erfolgen sowie steril verpacktes Material verwendet werden. Das Portsystem wird vor Benutzung mit Kochsalz gefüllt (Entlüftung), die Nadel anschließend senkrecht eingestochen. Ein Durchstechen des Ports ist aufgrund des Metallbodens nicht möglich. In etwa drei Viertel der Fälle lässt sich Blut aspirieren, sodass man hier von einer sicheren Lage ausgehen kann. Ein Viertel der Ports ist nicht rückläufig. Lässt sich Kochsalz aber leicht applizieren und gibt der Patient kein Brennen an, kann von einer korrekten Lage der Portnadel ausgegangen werden. Die Portnadel sollte wöchentlich gewechselt werden. Bei nicht benutztem Port genügt eine Durchspülung der Kammer alle drei Monate mit Kochsalzlösung. Hier ist auf die Empfehlungen der jeweiligen Hersteller zu achten.

Das Durchspülen des Ports darf ebenfalls nicht mit normalen Kanülen erfolgen, auch hier ist die Benutzung einer speziellen Portnadel, die es auch als spezielle, sehr kostengünstige Spülnadeln gibt, erforderlich. Beim Portspülen oder bei der Medikamenten-Applikation sollten nur 10-ml- oder 20-ml-Spritzen verwendet werden. 2-ml- oder 5-ml-Spritzen erzeugen einen hohen Spritzdruck im Kathetersystem und können zu dessen Sprengung führen. Ein gut gepflegter Port kann Jahre liegen. Oft kommt es aber im Laufe der Behandlung zu einer Kachexie des Patienten, sodass sich der Port durch die Haut durchdrückt und zur Hautnekrose führt. Ein solcher Port muss umgehend revidiert werden.

Selten treten die sogenannten Port-Sepsen auf, die sich in Schüttelfrost und Fieber kurz nach i.v. Gabe eines Medikamentes über den Port klinisch bemerkbar machen. Diese Port-Sepsen sind mit Antibiotika in der Regel nicht angehbar, da die auf dem Kunststoffschlauch liegenden Keime nicht ausreichend vernichtet werden können.

Fast immer muss der Port entfernt werden, eine systemische Antibiotikatherapie erfolgen und nach Abklingen aller Entzündungswerte ein neuer Port implantiert werden.

13.2 Mukositis

Mukositis heißt übersetzt Schleimhautentzündung. Schleimhautentzündungen können an unterschiedlichen Stellen des Körpers lokalisiert sein, häufig z.B. im Mund- und Rachenraum (Stomatitis), im Bereich der Speiseröhre (Ösophagitis), im Magen-Darm-Trakt (Gastroenteritis) sowie im Bereich der Blase (Zystitis).

Im onkologischen Pflegebereich steht die Stomatitis an erster Stelle.

Die Stomatitis entwickelt sich häufig auf dem Boden einer Xerostomie (Mundtrockenheit). Patienten mit Xerostomie sind besonders anfällig für Schädigungen im Bereich der Schleimhäute. Symptome der Xerostomie kennen wir als Mundtrockenheit und als schwerfälliges Sprechen. Die Patienten geben an, die Zunge klebe am Gaumen und der Geschmackssinn nehme ab.

Die Stomatitis selbst äußert sich durch schmerzhafte Schwellungen im Mund-Rachen-Bereich. Klinisch bemerkt man im Bereich der Mundhöhle Rötungen und Belege sowie Mundgeruch. Entscheidend beteiligt bei der Stomatitis sind Erreger wie Pilze (insbesondere Candida), erkennbar an den weißlichen, schwer abwischbaren Belägen im Zungen- und Wangenbereich, Viren (z.B. Zytomegalie-Virus mit den typischen Mundulzera) und Bakterien. Stomatitiden bei onkologisch-hämatologischen Patienten können v.a. hervorgerufen werden durch die spezifischen Therapien, z.B. durch eine Radiotherapie im HNO-Bereich, durch eine Chemotherapie mit nachfolgendem Pilzbefall und Mundulzerationen sowie durch orale Infektionen, die zudem durch die Chemotherapie bedingte Immunschwäche gefördert werden. Aber auch moderne Therapieverfahren wie small molecules oder immunonkologische Substanzen können zu Mukositiden führen. Zusätzlich spielen auch eine verminderte Nahrungs- und Flüssigkeitsaufnahme (z.B. bei chemo- oder radiatiobedingter Übelkeit), eine verminderte Speichelproduktion (Zustand nach Radiatio) sowie eine therapiebedingte verminderte Zellerneuerung und Zellatrophie der basalen oralen Mukosa eine Rolle. Besonders häufig tritt eine Mukositis nach toxischen Protokollen auf, insbesondere nach einer Knochenmarktransplantation. Aber auch in der Praxis sehen wir eine Mukositis häufig nach aggressiven adjuvanten Protokollen wie FEC, PLF oder ECF oder aber bei kombinierter Radio-Chemotherapie im Hals-Nasen-Ohren-Bereich.

Das Gleiche trifft auf die Ösophagitis zu, die insbesondere während der Therapie des Ösophaguskarzinoms oder des Bronchialkarzinoms bei einer Kombinationstherapie von 5-FU/Cisplatin und Strahlentherapie auftritt.

Die Stomatitis wird nach einem Schema der WHO eingeteilt, die Unterscheidung verläuft von Grad I–IV. Diese ist in der **Tabelle 13-1** dargestellt.

Tabelle 13-1: Stadieneinteilung der Stomatitis/Ösophagitis sowie objektive und subjektive Symptome (Eigendarstellung)

Schweregrad	Objektive Symptome	Subjektive Symptome
Grad I	leichte Rötung einzelner Stellen und Schwellungen der Mundschleimhaut bzw. Gingiva	Schmerzempfindlichkeit, Überempfindlichkeit bei heißen und scharfen Speisen und Getränken, Brennen
Grad II	fleckenförmige Stomatitis, vereinzelte fibrinöse Beläge, kleine Erosionen, helle Flecken (Durchmesser unter 5 mm)	Schmerzen beim Essen, Einnahme weicher Speisen meist noch möglich
Grad III (fortgeschrittenes Stadium)	konfluierende Stomatitis, flächige Erosion an der Mundschleimhaut bzw. Gingiva oder Gaumen, evtl. leicht blutende Ulzerationen, betroffen ca. 25 % der Mundschleimhaut, Verkrustungen, vereinzelt oder gehäuft Aphthen (schmerzende weiße oder rote kleine Bläschen)	sehr starkes Brennen und starke Schmerzen, nicht nur bei der Nahrungsaufnahme, der Patient mag oft nur noch Flüssiges zu sich nehmen
Grad IV	blutende Ulzerationen, Nekrosen, betroffen ca. 50 % der Mundschleimhaut	sehr starke Schmerzen, perorale Ernährung ist nicht mehr möglich
Ösophagitis	die gleichen Symptome wie bei Stomatitis	Schwierigkeiten und Schmerzen beim Schlucken und bei der Aufnahme fester Nahrung und Flüssigkeit, „Kloß im Hals", sternale Schmerzen

Ziel der Behandlung einer Stomatitis/Ösophagitis ist es, dem Patienten möglichst die Schmerzen zu nehmen, die bakterielle Besiedelung bzw. Pilzinfektion der Schleimhäute zu verringern und dem Patienten einen oralen Kostaufbau zu ermöglichen. Lokal wirkende Schmerzmittel sind z. B. Lidocain- Lösung, lidocainhaltige Gels oder Salben sowie spezielle Mundspüllösungen. Beispiele für gebräuchliche Mundspüllösungen sind als Beispiel aufgeführt:

- Hydrocortisonac: 0,5 ml
- Tetracain-HCL: 1,0 ml
- Dexapanthenol-Lös. 5 %: 20,0 ml
- gereinigtes Wasser: 57,4 ml
- Propylenglykol: 15,0 ml

- Kamillosan-Konzentrat: 2,0 ml
- Hexetidin-Lösung 0,1 %: 4,0 ml.

Wundheilungsfördernd sind Gels. Zusätzlich sollten bei Pilzbefall Präparate wie Amphotericin B eingesetzt werden. Pflegerisch kann die Abheilung einer Stomatitis weiter unterstützt werden durch das regelmäßige Spülen mit Kamille-, Malven- oder Salbeitees sowie desinfizierende Mundspülmittel wie Chlorhexidin oder Polyvidon-Jod-Lösung. Einige Substanzen wie Wasserstoffperoxid 3 % oder Natriumbicarbonat sollten nur in Zusammenarbeit mit einem Pflegedienst angewandt werden.

Mundtrockenheit lässt sich durch Kaugummikauen, saure Bonbons, Dörrobst oder Zitrusfrüchte bessern. Sehr günstig haben sich auch säurehaltige Tees (Früchte-, Malven-, Hagebutten-, Hibiskustee) erwiesen.

Auf keinen Fall sollten Zitronenstäbchen angewandt werden, da sie die Mundtrockenheit noch verstärken. Bei borkig belegter Zunge hat sich die Gabe von Dexpanthenol-Lösung als günstig erwiesen.

Künstlicher Speichel steht ebenfalls zur Verfügung, wird aber von vielen Patienten nicht toleriert und hält zudem nicht lange vor. Von den Patienten wird das Lutschen von Eiswürfeln als sehr angenehm empfunden, die durchaus aus gefrorenem Bier oder Fruchtsaft bestehen dürfen.

Bei starken Belägen können zerkleinerte Vitamin-C-Brausetabletten das Ablösen der Borken deutlich erleichtern. Hierzu muss aber wegen der zu erwartenden Schaumbildung der Patient wach und orientiert sein, da sonst deutliche Aspirationsgefahr besteht.

Bei dem von den Patienten und seiner Umgebung oft sehr belastend wahrgenommenen Mundgeruch kann ein Versuch mit Salbeitee, Zitronenwasser, Kamillenlösung oder Metronidazol unternommen werden. Neben allen medikamentösen Möglichkeiten stellt eine gute Mundpflege die Grundlage jeder Therapie dar.

Auch Mundwinkelrhagaden gehören frühzeitig behandelt, da sie Eintrittspforten für Krankheitserreger darstellen. Hier sollte dem Patienten die regelmäßige Anwendung von Dexpanthenol-Salbe empfohlen werden.

13.3 Exulzerierende Tumoren

Patienten mit exulzerierenden Tumoren, wie sie v. a. beim Mammakarzinom und bei HNO-Tumoren vorkommen, sind nicht nur durch Schmerzen, sondern auch insbesondere durch den sichtbaren Tumor und die häufig unangenehme Geruchsentwicklung derartig beeinträchtigt, dass soziale Kontakte oft nicht mehr wahrgenommen werden können. Wichtig ist, diese Patienten häufig zu duschen, insbesondere auch das exulzerierende Tumorgebiet. Günstig haben sich gegen die Geruchsentwicklung Kohlekompressen erwiesen. Bei stark superinfiziertem Gewebe lässt sich mit Metronidazol-Spülungen eine gute lokale antibakterielle Therapie erreichen. Bei sehr starkem bakteriellem Befall ist es gelegentlich auch günstig, Metronidazol kurzfristig systemisch zu verabreichen. Zusätzlich besteht die Möglichkeit, den Tumor in Folien einzuwickeln, um so den Patienten wenigstens kurzfristige soziale Kontakte zu ermöglichen. So weit wie möglich sollten nekrotische Teile des Tumors immer abgetragen werden. Gerade im palliativen Setting kann eine lokale Strahlentherapie eine Therapieoption darstellen und sollte daher diskutiert werden.

13.4 Ernährungstherapie

Eine ausreichende Ernährung ist bei Tumorpatienten häufig schwierig zu gestalten. Wichtig ist v. a., folgende Punkte zu beachten:

- kleine Portionen anbieten
- vor dem Essen hilft oft ein Aperitif zur Appetitsteigerung
- zwischen den Mahlzeiten kleine kalorienreiche Häppchen wie Schokolade, Pralinen, Kekse, Eis mit Sahne und Kuchen anbieten
- auf kalorienreiche Getränke achten wie gesüßten Tee, Malzbier, Bier und Cola
- bei Schluckbeschwerden Babykost, Astronautenkost und passierte Kost
- keine Krebsdiäten empfehlen.

Ist eine ausreichende orale Ernährung des Patienten selbst mit Astronautenkost nicht mehr möglich, kann diese entweder über eine PEG-Sonde oder über einen zentralen Zugang, insbesondere ein Portsystem, erfolgen. Die Möglichkeit der PEG-Sonde ist bei Peritonealkarzinose nicht gegeben, sodass hier nur die Ernährung des Patienten über den zentralen Zugang verbleibt.

Patienten in der Finalphase sollten nicht ernährt werden. Hier käme allenfalls bei Durstgefühl Flüssigkeitszufuhr, ggf. auch subkutan, infrage.

Die parenterale Ernährung bietet sich v. a. bei Patienten mit Bestrahlungen im HNO- und im Ösophagusbereich sowie bei Patienten mit t fortgeschrittener Peritonealkarzinose an, wie sie beim Ovarialkarzinom und Magenkarzinom zu finden sind. Es sollte bei dem wöchentlichen Wechsel der Portnadel auf das Auftreten von Infekten vermehrt geachtet werden. Bei parenteraler Ernährung tritt häufiger als vermutet eine Port-Sepsis auf. Die Pflege des Ports sollte nur durch eine erfahrene Pflegekraft erfolgen. Elektrische Pumpen im Rahmen der parenteralen Ernährung sind nur sehr selten nötig.

13.5 Singultus

Viele Patienten, insbesondere mit Tumoren im Bereich des Zwerchfelles (z.B. Ösophaguskarzinom oder Pleurakarzinose), sind von einem quälenden Schluckauf (Singultus) geplagt. Es kann bei Singultus ein Versuch mit Eiswürfeln unternommen werden. In manchen Fällen helfen Levomepromazin oder Haloperidol-Tropfen, wobei hier vor einer Überdosierung gewarnt werden muss.

13.6 Husten

Viele Patienten mit primärem Lungenkarzinom oder Lungenmetastasen klagen über massiven (teils quälenden) Husten, insbesondere dann, wenn eine Lymphangiosis carcinomatosa (Infiltration der Lymphgefäße durch den Tumor) vorliegt. Hier sollte, falls noch keine sonstige Opioidindikation erfolgte, großzügig Kodein eingesetzt werden. Häufig hilft auch die zusätzliche Gabe von Dexamethason. Gelegentlich lindert der Einsatz eines Inhaliergerätes den Husten.

13.7 Einsatz von Dexamethason in der Palliativsituation

Dexamethason wird in der Palliativsituation v.a. bei den folgenden Indikationen eingesetzt:
- Hirnfiliae (Abnahme der Ödeme)
- Leberfiliae (Abnahme des Leberkapselschmerzes)
- Lymphangiosis (verbesserte Atemsituation)
- Großer Tumor mit Infiltrationen in die Umgebung
- Übelkeit/Erbrechen
- Schmerztherapie.

Als Nebeneffekt kommt es häufig zu einer Appetitsteigerung und einer leicht euphorisierenden Wirkung. Als Zusatzmedikament sollte Pantoprazol oder Omeprazol zur Vermeidung eines Magenulkus verabreicht und auf Grund der blutzuckersteigenden Wirkung von Dexamethason der Blutzuckerspiegel regelmäßig kontrolliert werden.

14 Durchführung der Chemotherapie

Zytostatika können auf verschiedene Weise appliziert werden. Hierzu zählen

- die Zytostatika, die in Form von Tabletten, also oral verabreicht werden
- die Zytostatika, die in Form von Injektionen oder Infusionen, also i.v. verabreicht werden
- die Zytostatika, die subkutan verabreicht werden
- die Zytostatika die intrathekal (in den Liquorraum) verabreicht werden.

Bei der i.v. Chemotherapie unterscheiden wir verschiedene Zytostatika, die sich je nach ihrer Wirkungsweise in zehn unterschiedliche Gruppen aufteilen lassen:

- **Alkylanzien:** Cyclophosphamid, Ifosfamid, Melphalan, Pemetrexed, Chlorambucil, Busulfan, CCNU, Streptozotoxin, Dacarbazin, Procarbazin, Hydroxyurea
- **Antimetabolite:** Methotrexat, 5-Fluorouracil, Cytosinarabin, Gemcitabin, 6-Thioguanin, 6-Mercaptopurin, Thiotepa,
- **5-Fluorodeoxyuridin**, Pentostatin, Fludarabin, Cladribin
- **Antitumor-Antibiotika:** Anthrazykline: Daunorubicin, Doxorubicin, Epirubicin, Idarubicin, Mitoxantron; Bleomycin, Mitomycin C, Actinomycin D
- **Vinca-Alkaloide:** Vincristin, Vinblastin, Vindesin, Vinorelbin
- **Epipodophyllotoxine:** Etoposid, Teniposid
- **Taxane:** Paclitaxel, Docetaxel,
- **Platine:** Cisplatin, Carboplatin, Oxaliplatin
- **Enzyme:** L-Asparaginase
- **Topoisomerase-I-Inhibitatoren:** Irinotecan, Topotecan
- **verschiedene Substanzen:** Amsacrin, Miltefosin.

Bei der Gabe von Zytostatika muss die individuelle Dosierung, die sich aus dem Körpergewicht und der Größe des Patienten berechnet (Körperoberfläche), beachtet werden. Liegen Flüssigkeitsansammlungen in Körperhöhlen vor (third space = dritter Raum), z.B. Pleuraergüsse oder Aszites, sollten diese vor Gabe einer Chemotherapie abpunktiert werden. Zytostatika können sich ansonsten in den Ergüssen ansammeln und im Verlauf verzögert freigesetzt werden. Diese würde u.U. zu vermeidbaren Toxizitäten führen.

Bei der Verabreichung von i.v. Zytostatika sind sowohl Vorkehrungen zur Sicherheit des Patienten als auch Vorkehrungen zur Sicherheit des Personals zu treffen.

14.1 Schutz des Personals

Die Durchführung der antiproliferativen Therapien sollte nur durch erfahrenes Personal erfolgen. Ständige Weiterbildung, v.a. auf dem Gebiet der Sicherheitsmaßnahmen im Umgang mit Zytostatika, ist absolut notwendig. Der Besuch entsprechender Kurse ist sehr empfehlenswert.

Zum Schutz des Personals sind folgende Aspekte wichtig:

- Entsprechende Handschuhe im Umgang mit Zytostatika tragen
- Möglichst Drei-Wege-Hähne und mit Kochsalz gefüllte Infusionssysteme benutzen (deutliche Abnahme der Kontaminationsgefahr)
- Chemo-Notfallsituation beherrschen.

14.2 Schutz des Patienten

An erster Stelle steht die genaue Information an den Patienten, die in Form einer kurzen schriftlichen Tabelle ausgehändigt werden kann.

Bei der Durchführung der antiproliferativen Therapie bieten folgende Vorgehensweisen dem Patienten Schutz:

- Der Zugang (z.B. Braunüle) sollte sicher i.v. liegen, d.h. vor i.v. Gabe erst testen, ob Blut zu aspirieren ist
- Kanüle nicht in kleine Venen legen. Kleine Venen besitzen dünne Wände, durch die ein Zytostatikum leicht in das Gewebe diffundieren (austreten) kann
- Möglichst keine Venen am Handrücken oder in Gelenknähe benutzen, da hier Paravasate (Chemotherapeutika treten ins umliegende Gewebe aus) auftreten können, die bei Entstehung von Nekrosen irreparable Schäden verursachen können (ggf. bis hin zur Amputation)

- Keine Butterflys benutzen (Durchstechgefahr, kein sicherer Zugang)
- Verwendeten Zugang gut fixieren
- Patienten bei Unterbrechung der Infusionstherapie, z. B. Toilettengang, immer von der Infusion abhängen und abstöpseln sowie den Sitz der Kanüle bei erneutem Beginn der Infusion kontrollieren (sofern möglich).

14.3 Tipps für die Patienten nach und vor der Chemotherapie

Während der antiproliferativen Therapie können dem Patienten folgende Maßnahmen zur Erleichterung der Behandlung empfohlen werden:
- Wählen Sie bequeme Kleidung (z. B. Jogginganzug)
- Bringen Sie bei Bedarf ein Kopfkissen und eine Decke von zu Hause mit
- Versorgen Sie sich mit Lesestoff, Musik oder auch Spielen
- Achten Sie während der Infusion auf das Auftreten von Paravasaten (Austritt von Flüssigkeit neben der Infusionsnadel) und benachrichtigen Sie ggf. gleich eine Pflegekraft
- Beim Auftreten von Schüttelfrost oder Unwohlsein melden Sie sich bitte gleich
- Tragen Sie ggf. eine FFP2-Maske zum Schutz vor Infektionen.

Melden Sie sich zusätzlich beim Auftreten folgender Symptome:
- Starke Durchfälle
- Nicht stillbares Erbrechen
- Verstopfung
- Blutungen
- Schmerzen.

Nach der antiproliferativen Therapie sollen Patienten auf Anzeichen einer Nebenwirkung achten und Vorsichtsmaßnahmen einhalten. Durch die Chemotherapie wird das Wachstum der weißen und roten Blutzellen sowie der Blutplättchen im Knochenmark eingeschränkt. Hierdurch kann es zum Auftreten folgender Nebenwirkungen kommen:

Verminderte Anzahl an weißen Blutzellen (Leukozyten) – es kommt zu einer Verminderung der Infektabwehr
- Vermeiden Sie größere Menschenmengen (z. B. Kino, Versammlungen, U-Bahn, Bus)

- Vermeiden Sie den Kontakt mit Personen, die an ansteckenden Krankheiten leiden (z. B. Husten, Schnupfen, Kinderkrankheiten, Gürtelrose)
- Tragen Sie in Risikosituationen eine FFP2-Maske
- Vermeiden Sie den Umgang mit Haustieren (nicht ablecken lassen)
- Vermeiden Sie engen Kontakt mit Topfpflanzen, Gartenerde, Komposterde oder -eimer
- Bei deutlichem Abfall der weißen Blutkörperchen können Pilzinfektionen auftreten
- Achten Sie auf weiße Beläge im Mund und an der Wangenschleimhaut
- Vermeiden Sie Gartenarbeit.

Verminderte Anzahl an roten Blutzellen (Erythrozyten) bedeutet auch, dass weniger Sauerstoff im Körper zur Verfügung steht

- Achten Sie auf das Auftreten von Atembeschwerden bei Belastung (Treppensteigen) oder in Ruhe und auf Müdigkeit und insbesondere darauf, ob sich diese im zeitlichen Verlauf verändern (z. B. schlimmer werden)
- Achten Sie auf auffällig blasse Schleimhäute und ein weißes Nagelbett.

Verminderte Anzahl an Blutplättchen (Thrombozyten)

- Achten Sie auf das Auftreten von Petechien (sommersprossenartige rote Flecken), v. a. an Unterarmen und Unterschenkeln sowie auf das gehäufte Auftreten blauer Flecken
- Melden Sie sich bei starkem Nasen- oder Zahnfleischbluten.

Patienten, die eine immunonkologische Therapie erhalten haben, sollten insbesondere auf das Auftreten von Durchfällen, Hautausschläge, Atemnot, Rhythmusstörungen, neurologische Veränderungen und Wesensveränderungen achten.

14.4 Ablauf der i. v. Zytostatikagabe

Bezüglich der verschiedenen Substanzen gilt ein besonderes Augenmerk der Laufzeit (z. B. Gemzar i. v. in 20 Minuten einlaufen lassen, da sonst eine Thrombopenie auftreten kann), der Prämedikation (z. B. Antiemetika, Wässerung) und der Reihenfolge bei Gabe von mehreren Zytostatika.

Jeder Patient sollte, wenn möglich, während der geplanten Behandlungsdauer von denselben Personen betreut werden. Bei Schichtwechsel sollte unbedingt eine Übergabe erfolgen. Im Rahmen des Qualitätsmanagements empfiehlt sich eine Dokumentation, die festhält, wer die Chemotherapie kontrolliert und wer sie dem Patienten (ggf. mit Uhrzeit) verabreicht hat.

Besonders wichtig ist es, die Nebenwirkungen der Zytostatika zu kennen (um sie erkennen zu können) und durch sie hervorgerufene Notfallsituationen richtig einordnen zu können.

14.5 Orale Chemotherapie

Viel Aufmerksamkeit sollte Chemotherapieprotokollen zukommen, die sowohl orale als auch i.v. Zytostatika enthalten, da diese Protokolle häufig zur Überforderung des Patienten und auch zu Unsicherheit beim medizinischen Fachpersonal führen können (Beispiel: Capecitabin-Oxaliplatin bei metastasiertem Kolonkarzinom).

Die orale Chemotherapie ist sowohl mit Vorteilen als auch mit Nachteilen verbunden.

Folgende Vorteile der oralen Chemotherapie liegen auf der Hand:

- Die Therapie kann zu Hause durchgeführt werden. Damit entfallen oft lange Fahrten zur Praxis bzw. zum Krankenhaus.
- Der Patient wird durch die orale Chemotherapie unabhängig, d.h. er kann sich seine Zeit relativ frei einteilen, z.B. längere Reisen unternehmen.
- Der Patient vermeidet den häufig auch als belastend empfundenen Kontakt zu anderen Tumorpatienten. Er fühlt sich im Allgemeinen „gesünder".

Diesen offensichtlichen Vorteilen stehen aber auch einige erhebliche Nachteile der oralen Chemotherapie gegenüber:

- Häufig entfällt durch die deutlich geringeren Arzt-Patient-Kontakte die ärztliche Kontrolle. Zum einen kann im Gegensatz zur i.v. Therapie der Arzt letztlich nicht die Höhe der applizierten Dosis unmittelbar überprüfen: Hat der Patient wirklich alle Tabletten eingenommen? Wurden z.B. Tabletten erbrochen?
- Fehler in der Tabletteneinnahme durch mangelndes Verständnis oder mangelnde Sorgfalt des Patienten; zu kurze oder zu niedrige Dosierung können das gewünschte Therapieergebnis, nämlich das Ansprechen der Metastasen/Tumoren, deutlich verringern, sodass durchaus fälschlicherweise von einer Therapieresistenz (d.h. der Tumor spricht auf die Therapie nicht an) ausgegangen wird. Zum anderen kann eine zu lange oder erhöhte Dosiseinnahme der oralen Zytostatika zu massiven, z.T. lebensbedrohlichen Nebenwirkungen führen.

- Verharmlosung der Chemotherapie („Es sind ja nur Tabletten!"): Interessanterweise halten sehr viele Patienten eine sogenannte Tabletten-Chemotherapie für wesentlich ungefährlicher als eine Infusions-Chemotherapie. Diese Verharmlosung führt natürlich sehr schnell zu einer Nichtbeachtung der vorhandenen Nebenwirkungen (z. B. keine Vorsichtsmaßnahmen bei Leukopenie, fehlende Blutbildkontrollen). Entscheidet man sich bei einem Patienten für eine orale Chemotherapie, sollte sichergestellt sein, dass der Patient sowohl die Dosierung als auch das Nebenwirkungsprofil sowie die erforderlichen Kontrolluntersuchungen verstanden und akzeptiert hat. Trotz aller Bemühungen treten hier immer wieder Probleme auf, insbesondere bezüglich der Dauer der Tabletteneinnahme.

Beispiele für orale Zytostatika

Capecitabin: Die Indikation für den Einsatz von Capecitabin sind v.a. gastrointestinale Tumoren, in erster Linie Kolon- und Rektumkarzinom sowie das Mammakarzinom. Capecitabin wird 14-tägig durchgehend morgens und abends verabreicht, danach folgt eine Woche Pause.

Die Hauptnebenwirkungen bestehen in dem Auftreten eines sogenannten Hand-Fuß-Syndroms (rote, brennende Hände und Füße), einer Mukositis, Durchfällen und einer sonnenempfindlichen Haut.

Hydroxycarbamid: Hydroxycarbamid wird v.a. bei den myeloproliferativen Syndromen eingesetzt, d.h. v.a. bei der chronischen myeloischen Leukämie, der Polycythaemia vera oder der essenziellen Thrombozythämie. Das Medikament findet aber auch Einsatz bei therapierefraktären akuten Leukämien. Die Dosis ist gewichtsabhängig und wird in Abhängigkeit von der erzielten Wirkung eingesetzt, d.h. es müssen am Anfang ein- bis dreimal pro Woche Blutbildkontrollen erfolgen, die bei Erreichen eines stabilen Gleichgewichtes auch auf zwei- bis dreiwöchentliche Intervalle ausgedehnt werden können. Besondere Vorsicht ist bei älteren Patienten geboten, da häufig bereits eine deutlich reduzierte Tablettendosis zu ausgeprägten Panzytopenien führen kann.

Mercaptopurin: Indikation stellt die therapieresistente akute Leukämie in einem palliativen Setting (durchgehende Tabletteneinnahme) dar.

Methotrexat oral, MTX: Wird v.a. bei Rheumaerkrankungen oral eingesetzt (Vorsicht Panzytopenie!).

Treosulfan: Indikation Ovarialkarzinom.

Trofosfamid: Trofosfamid wird z.B. eingesetzt beim Bronchialkarzinom, Sarkomen und Ovarialkarzinom. Die Dosierung beträgt in der Regel 3 × 1 Tablette und es wird durchgehend appliziert. Nebenwirkungen stellen v.a. Blutbildveränderungen in Form von Leuko- oder Thrombopenien dar. Es genügen in der Regel ein- bis zweimalige Blutbildkontrollen pro Woche.

Vinorelbin: Gleiche Indikationen wie i.v.

14.6 DPD-Gen

Vor Gabe einer 5-FU haltigen Chemotherapie (5-Fluorouracil, Capecitabin) ist die Durchführung eines DPD-Gentestes zwingend erforderlich. DPD (Dihydropyrimidin-Dehydrogenase) ist ein Enzym, das in der Leber hergestellt wird und wesentlich zum Abbau von 5-FU beiträgt. Ein Mangel von DPD kann bei Verabreichung von 5-FU zu schwersten, u.U. tödlichen Nebenwirkungen führen. Der DPD-Gentest wird im Blut durchgeführt, der Patient muss gemäß dem bestehenden Gengesetz sein Einverständnis schriftlich darlegen.

14.7 Nebenwirkungen der Chemotherapie

Die oft von den Patienten gefürchteten Nebenwirkungen der Chemotherapie lassen sich in allgemeine und spezielle Nebenwirkungen, also Nebenwirkungen, die für ein bestimmtes Zytostatikum oder einen bestimmten Antikörper typisch sind, aufteilen.

14.7.1 Allgemeine Nebenwirkungen

Zu nennen sind Paravasate, Übelkeit und Erbrechen, Knochenmarkdepression und Haarausfall.

Paravasate

Bei Paravasaten gelangt ein Teil der Zytostatika nicht in die Vene, sondern in das umgebende Gewebe. Dies kann zum einen durch nicht korrekt in der Vene liegende Kanülen, zum anderen aber auch durch dünne Venenwände, wie sie bei kleinen Gefäßen vorkommen, verursacht werden. In der Regel treten an der betroffenen Stelle Brennen und ein Druckgefühl auf, aber nicht selten fehlen auch Beschwerden oder werden vom Patienten nicht beachtet, sodass das entstandene Paravasat häufig erst ziemlich spät entdeckt wird und bereits weit fortgeschritten ist.

Zur Vermeidung von Paravasaten gehört nicht nur die ständige Kontrolle der Kanüle (Aspiration von Blut, Rötung, Schwellung), sondern auch eine entsprechende Aufklärung des Patienten (Selbstkontrolle!). Aber auch unter optimalen Bedingungen lassen sich Paravasate nicht immer völlig vermeiden.

Was kann man dann tun?

Zunächst kommt es auf das verabreichte Medikament an. Manche Zytostatika wie z.B. Anthrazykline, Taxane oder Vincristin sind sehr gewebetoxisch und können zu schweren Nekrosen (Gewebetod) führen. In diesen Fällen muss der betroffene Patient täglich kontrolliert werden.

Folgende Akutmaßnahmen können hilfreich sein:

- Infusion stoppen
- Paravasat-Notfallset holen
- Versuch, über liegende Kanüle Zytostatikum zu aspirieren, erst danach Kanüle ziehen
- Betreffende Gewebestelle kühlen, z.B. DMSO-Salbe auftragen.
- In manchen schwer verlaufenden Fällen muss chirurgisch eine Gewebedeckung oder sogar eine Amputation der betroffenen Extremität erfolgen.
- Besonders ungünstig sind, wenn auch selten auftretend, Paravasate im Bereich eines Subklavia-Ports. Diese können z.B. durch zu kurze Portnadeln oder bei unruhigen, aber auch bei sehr adipösen Patienten auftreten. Meist ist eine Entfernung des Ports nach Paravasat erforderlich.

Bei Anthrazyklin-Paravasaten können Gewebsschäden durch Dexrazoxan, ein spezifisches Antidot, verhindert werden. Der Wirkstoff Dexrazoxan wird als Infusionslösung verabreicht.

Hilfreich ist es, sich eine entsprechende Übersichtsdarstellung der verschiedenen Chemotherapeutika mit ihren jeweiligen Toxizitäten bei Paravasatentwicklung im Therapieraum für alle gut einsehbar aufzuhängen, um sich so schnell einen Überblick verschaffen zu können.

Übelkeit und Erbrechen

Übelkeit und Erbrechen können sowohl unter laufender Chemotherapie in den ersten 24 Stunden (akutes Erbrechen) nach Therapie als auch in verzögerter Form 24 Stunden bis fünf Tage nach Chemotherapie (verzögertes Erbrechen) auftreten. Unbedingt abgegrenzt werden sollte medikamentös verursachte Übelkeit/Erbrechen von psychogener Übelkeit/Erbrechen (antizipatorisches Erbrechen).

Letztere tritt durch eine Art Bahnung auf und betrifft v.a. solche Patienten, die während der ersten Chemotherapie schlechte Erfahrungen in Hinblick auf Übelkeit/Erbrechen gemacht haben. Diesen Patienten wird oft bereits schlecht, wenn sie die Praxis sehen oder betreten. Bei manchen Patienten kommt es bereits beim Erblicken des Ortsschildes zum Erbrechen.

Sehr günstig hat sich in diesen Fällen die prophylaktische Gabe (am besten vor Abfahrt von zu Hause) von Levomepromazin-Tropfen oder Lorazepam erwiesen.

Man unterscheidet die Zytostatika nach ihrer Fähigkeit, Erbrechen auszulösen (emetogenes Potenzial). Beispiele für Medikamente, die Erbrechen auslösen können, sind in der **Tabelle 14-1** aufgelistet.

Für die durch Medikamente verursachte Übelkeit/Erbrechen stehen uns mehrere Antiemetika (Mittel gegen Übelkeit und Erbrechen) zur Verfügung:

- Dexamethason
- Metoclopramid (Cave: Dyskinesie!)
- Dimenhydrinat
- Alizaprid.

Tabelle 14-1: Zytostatika und ihr emetogenes Potenzial (Eigendarstellung)

Emetogenes Potenzial	Medikamente
Hoch	Risiko zu erbrechen über 90 % (ohne antiemetische Prophylaxe) • Cisplatin • Dacarbacin, DTIC
Moderat	Risiko zu erbrechen 30–90 % (ohne antiemetische Prophylaxe) • Carboplatin • Daunorubicin • Doxorubicin • Epirubicin • Irinotecan • Idarubicin • Oxaliplatin
Gering	Risiko zu erbrechen 10–30 % (ohne antiemetische Prophylaxe) • Bortezomib • Capecitabin • Docetaxel • 5-Fluorouracil • Gemcitabin
Minimal	Risiko zu erbrechen unter 10 % (ohne antiemetische Prophylaxe) • Bleomycin • Fludarabin • Vincristin

Zentral wirkende Antiemetika:

- Ondansetron; *Cave:* Obstipation!
- Granisetron
- Palonosetron
- Rolapitant; *Cave*: Johanniskraut ist kontraindiziert!
- Neurokinin-1-Rezeptor-Antagonist
- Aprepitant; Nebenwirkung: Schluckauf (Singultus); Antiemetikum, welches v.a. bei Medikamenten wie Cisplatin oder Protokollen mit Adriamycin eingesetzt wird.

Ingwer: Ingwer besitzt eine zentral bedingte Wirkung gegen Übelkeit. Eine gleichzeitige Gabe mit anderen zentral wirkenden Antiemetika sollte vermieden werden. Bei leichter Übelkeit kann Ingwer eingesetzt werden, vorausgesetzt, der Patient mag Ingwer!

Knochenmarkdepression

Hierbei tritt v.a. eine Schädigung der knochenmarkbildenden Stammzellen auf, wodurch es zum Auftreten von verminderten Leukozyten-, Erythrozyten- und Thrombozytenwerten kommen kann.

Infolge der verminderten Blutbildung im Knochenmark finden wir klinische Symptome, wie sie bereits bei den Leukämien beschrieben worden sind: Gehäufte Pilzinfektionen, bakterielle und virale Infekte, Zeichen der Anämie (Atemnot, Blässe) sowie Zeichen der Thrombopenie (Petechien, Nasenbluten). Bei der Gabe bestimmter Zytostatika erfolgt aus diesem Grunde eine sogenannte Pneumozystis-Prophylaxe (z.B. Cotrimoxazol). Pneumocystis-Erreger können bei immunsupprimierten Patienten zu schweren, oft tödlich verlaufenden Lungenentzündungen führen. Des Weiteren wird häufig eine Prophylaxe mit Aciclovir eingesetzt, um Zosterinfektionen zu vermeiden.

Zur Pilz-Prophylaxe kommt die tägliche Gabe von Amphotericin B infrage.

Haarausfall

Bei vielen, aber nicht bei allen Zytostatika tritt ein Haarausfall auf, der zur kompletten Alopezie (völliger Haarverlust) führen kann. Hier ist insbesondere darauf zu achten, dass die Patientinnen frühzeitig mit einem künstlichen Haarersatz versorgt werden. Mit einem Haarausfall ist in der Regel drei Wochen nach Chemotherapiebeginn zu rechnen.

14.7.2 Spezielle Nebenwirkungen

Viele der verabreichten Zytostatika haben typische Nebenwirkungen, über die die Patienten aufgeklärt werden sollten. Im Folgenden einige Beispiele:

- **Epirubicin:** Kardiotoxizität (regelmäßiges Herzecho erforderlich)
- **Taxane:** Kardiomyopathie (Herzecho erforderlich), Polyneuropathie, Leakage-Syndrom (Docetaxel), anaphylaktoide Reaktionen
- **5-Fluorouracil, Capecitabin:** Gastrointestinale Symptomatik (Übelkeit, Erbrechen, Durchfälle), Hand-Fuß-Syndrom, kardiotoxische Symptome (Angina pectoris), erhöhte Hautempfindlichkeit auf Sonne, Braunverfärbung von Narben und Handinnenflächen, Konjunktivitis
- **Doxorubicin PEG-liposomales:** Allergische Reaktion auf lipophile Anteile, erhöhte Hautempfindlichkeit auf Druck in Form von Hautrötung, z.T. Blasenbildung (enge Kleidung, enges Schuhwerk vermeiden)
- **Bleomycin:** Lungenfibrose (regelmäßige Lungenfunktion), Fieber
- **Bendamustin:** Bendamustin nicht in Verbindung mit Allopurinol verabreichen, da sonst schwere Hauttoxizitäten auftreten können
- **Vincristin, Vindesin:** Polyneuropathie, Obstipationsbeschwerden bis Ileus
- **Cisplatin, Carboplatin, Oxaliplatin:** Nephrotoxizität (insbesondere Cisplatin! Kreatinin beachten), Innenohrschädigung (Cisplatin, Audiometrie regelmäßig veranlassen), Neurotoxizität (Oxaliplatin, keine kalten Getränke trinken und nicht ohne Handschuhe in den Kühlschrank greifen)
- **Cytarabin:** einseitige Konjunktivitis
- **Ifosfamid:** Verwirrtheitszustände, Halluzinationen, Zystitis (Blasenschutz mit Mesna)
- **Endoxan:** Zystitis (Blasenschutz mit Mesna)
- **Irinotecan:** Durchfälle, Elektrolytverlust.

Alle Beschwerden des Patienten unter Chemotherapie sind primär ernst zu nehmen und zu hinterfragen. In der Regel neigen viele Patienten dazu, Beschwerden, insbesondere z.B. Durchfälle, zu spät anzugeben, sodass nicht selten eine onkologische Notfallsituation eintritt.

Zum leichteren Verständnis und Behalten der Nebenwirkungen dient das nachstehende Gedicht (© Dr. Ursula Vehling-Kaiser).

FLO'S Gedicht

Nebenwirkungen kommen häufig vor
Drum leih mir heute mal Dein Ohr.
Die rote Göttin der Medizin
Wird genannt auch **Anthracyclin**
Nicht nur die Haare gehen aus
Dem Knochenmark wird gemacht der Garaus.
Herz und Haut sind auch betroffen
Savene stehn alle Türen offen.
Der rote Stoff, das rote Herz
Die haben sich's total verscherzt.
Zuviel Stoff bedeutet Tod
Deshalb tut Kontrolle not.
5-FU dagegen kann
Gegeben werden fast jedem Mann
DPD-Gen muss nur sein intakt
Da er sich sonst zu Tode kackt.
Wegen Ulzera und Sonnenbrand
5-FU auch schon ein Ende fand.
Auf Hände und Füße musst Du sehn
Sonst kann kein Mensch mehr richtig gehn.
Manchmal sind Herz und Hirn betroffen
Das spürt man dann bis in die Knochen.
Ifo- und Cyclophosphamid
Nehm Uromitexan stets mit.
Neben dem armen Knochenmark
Trifft es Blase und Niere hart.
Ifo zieht auch noch das Hirn mit ein
Es treten zuweilen Alpträume ein.
Thrombocytenkiller wird er genannt
Ansonsten sind kaum Probleme bekannt.
Die Rede ist von **Gemcitabin**

Schnell muss es laufen, da Thrombos sonst hin.
Zwei Brüder – **Oxali**- und **Cisplatin**
Haben Böses oft im Sinn.
Sie schaden Ohren und Nieren sehr
Machen Übelkeit lang hinterher.
Oxali tut Kälte gar nicht gut
Trag draußen lieber einen Hut.
Auch Nerven kommen nicht zu kurz,
Stolpern führt gar oft zum Sturz.
Bleomycin – elegant und fein
setzt man oft beim Hodenkrebs ein.
Wie auch oft bei den Röntgenstrahlen
Muss die Lunge viel ertragen.
Doch tritt Husten und Atemnot ein
Hilft Cortison – das ist doch fein.
Als die Eibe wurd gefällt
Taxan die Chemolandschaft erhellt.
Leider tut oft die Kopfhaut schmerzen,
auch Allergien sind meist nicht zum Scherzen.
Deshalb braucht man Cortison
Diabetiker kennen die Folgen schon.
Doch eine Ausnahme ist zu nennen
Abraxan geht ohne Corticoide ins Rennen.
Laufen und Greifen werden gestört
Die Herzfunktion kontrolliert gehört.
Das gelbe Gift wird angewandt
In der Onkologie und im Rheumaland.
Meist ist Folsäure mit dabei
Doch vor Schäden wird der Mensch nicht frei.
Niere und Knochenmark sind zu nennen,
wenn unser **MTX** kommt mit ins Rennen.
Vincristin in der Kurzinfusion wirkt harmlos
Doch wer glaubt das schon.
Die Feinmotorik bleibt auf der Strecke
Ach – wenn das Hemd keine Knöpfe hätte.
Wie beim **Vinblastin** auch beschrieben
Bleibt die Darmfunktion öfter liegen.

Leukos und Darm sind schwer entsetzt
Wird **Irinotecan** von uns eingesetzt.
Bei unkontrolliertem Speichelfluss
Braucht man Atropin im Schuss.
Kommen wir nun zu den Hormonen
Ein kurzer Blick wird sich schon lohnen.
Tamoxifen ist klein und fein
Man setzt es meist beim Brustkrebs ein.
Raucher haben nichts zu lachen
Denn es kann Thrombosen machen.
Bei Blutungen muss man vorsichtig sein
Könnte ein Krebslein dahinter sein.
Auch zum Augenarzt sollte man öfter gehen
Durch trübe Hornhaut schlecht ist zu sehen.
Dann gibt es noch die **Aromataselemmer**,
die nach wie vor sind ein richtiger Renner.
Leider werden die Knochen dünner,
das macht die Frauen auch nicht jünger.
Prophylaktisch hilft Kalzium und Vitamin D
Dann tun die Knochen nicht mehr so weh.
Gelenke machen meist ein Problem
Sodass diese Pillen manchmal gehn.
Fulvestrant als Folgepräparat
Ist wirklich einmal richtig smart.
Adhärenz sielt keine große Rolle
Auch Nebenwirkungen sind nicht dolle.
Wir sprechen bisher über Präparate für Frauen,
aber auch Männer auf Hormontherapie bauen.
Ein **GNRH-Analogum** ist omnipotent,
da es auch PSA-Werte senkt.
Verfügbar als Wochen- oder Monatsdepot
Macht es Männer und Frauen froh.
Bei Frauen führt's zu Wechseljahren
Männer müssen Gynäkomastie ertragen –
Es sei denn eine Bestrahlung tritt vorher ein
Das wird stets zu diskutieren sein.
Die Blockade von Testosteron

Wird bestimmt durch neue Substanzen schon.
Arbirateron und **Enzalutamid**
Sind aktuell der neueste Hit.
Aufs Herz muss hier geachtet werden
Damit die Menschen nicht sinnlos sterben.
Gib Paracetamol niemals zu **Enzalutamid**
Denn dies hält die Leber nicht wirklich fit.
Seit Januar gibt's **Apalutamid**
Hält Patienten ohne Metastasen fit.
Im Gegensatz zu Enzalutamid
Leiden die Menschen nicht sehr an Fatigue.
Die Haut steht hier im Mittelpunkt
Das ist in der Tat ein wunder Punkt.
Mehr gibt's zu Hormonen nicht zu sagen
Ich hoffe es bleiben nicht allzu viel Fragen.

14.7.3 Nebenwirkungen oraler Therapien mit Signaltransduktionshemmern

Die Nebenwirkungen der meisten Chemotherapien, z. B. Blutbildveränderungen, allergische Reaktionen, Haarausfall, Juckreiz, neurologische Störungen etc., sind uns gut bekannt. Im Gegensatz dazu treten während der Gabe von Tyrosinkinaseinhibitoren oft Nebenwirkungen auf, die uns bisher nur in geringem Maße oder überhaupt nicht tangiert haben. Gleichermaßen wie bei i.v.-Therapien können z. B. auftreten: Blutbildveränderungen, schwere Muskositiden mit Ulzerabildung, Panaritien, Polyneuropathien.

Von den speziell bei Signaltransduktionshemmern auftretenden Nebenwirkungen sollen einige wesentliche als Beispiel im Folgenden aufgeführt werden:

Kardiale Nebenwirkungen

- **Hypertonus:** Eine bereits bestehende Hypertonie sollte vor Therapiebeginn optimal eingestellt sein. Regelmäßige Blutdruckmessungen durchführen (auch vom Patienten dokumentieren lassen: Exeltabelle oder im Vokabelheft), ebenfalls Notfallmedikament für zuhause ansprechen.
- **Verminderte Pumpfunktion:** Regelmäßig Herzechokardiografien durchführen lassen.

- **QT-Zeit-Verlängerung:** Unter der QT-Zeit versteht man das Intervall zwischen Q- und T-Zacke im EKG, die mittels eines EKG-Lineals ermittelt werden kann. Dieses Intervall hat als oberen Grenzwert ca. 0,55 Sek. In dieser Zeit zieht sich der Herzmuskel zusammen und erholt sich anschließend wieder. Kommt es zur Verlängerung dieses Intervalls, können Extrasystolen auftreten, die bis zum Kammerflimmern führen können. Kammerflimmern endet in den meisten Fällen tödlich. QT-Zeit-Verlängerungen können angeboren (selten) oder auch erworben sein. Als Auslöser hierzu zählen bestimmte Medikamente (z.B. Antiarrhythmika, Antibiotika, Antidepressiva), kardiale Erkrankungen, Elektrolytstörungen (z.B. Hypokaliämie, Hypomagnesiämie, Hypokalzämie) und neuerdings auch die Signaltransduktionshemmer. V.a. Patienten, die zusätzliche Risikofaktoren bezüglich einer QT-Zeit-Verlängerung aufweisen, müssen engmaschig beobachtet werden.

Lebertoxizität

Bei manchen Signaltransduktionshemmern kommt es bereits nach Gabe über einige Tage zu einem massiven Anstieg der Leberwerte, die bei Nichtbeachten und Weiterführung der Therapie bis zum Leberversagen führen können. Aus diesem Grunde sind bei den entsprechenden Substanzen engmaschige Screenings der Leberwerte durchzuführen.

Hauttumore/Hauttoxizitäten

Einige Signaltransduktionshemmer, insbesondere die zur Behandlung des malignen Melanoms, sind mit Auftreten von neuen Hauttumoren, die zum Teil wiederum maligne sein können, vergesellschaftet. Aus diesem Grunde ist bei den entsprechenden Patienten ein dermatologisches Screening dringend notwendig. Zusätzlich können gerade bei TKI Hauttoxizitäten durch erhöhte Empfindlichkeit der Haut auf UVA-Strahlung entstehen. Der UVA-Anteil im Licht ist für die entsprechenden Hautläsionen verantwortlich. Hierzu sollten die Patienten darauf hingewiesen werden, dass der UVA-Anteil des Lichts nicht nur bei Sonne, sondern auch bei bewölktem Himmel toxisch wirken kann. Insbesondere kann der UVA-Anteil des Lichts auch durch Fensterglas dringen, d.h. die Patienten sind auch im Wintergarten oder im Auto nicht vor entsprechender Strahlung ausreichend geschützt. Hier empfiehlt sich die frühzeitige Anwendung eines UVA-Schutzes durch entsprechende Sonnencremes mit hohem Schutzfaktor. Solarien und direkte Sonneneinstrahlung sollten grundsätzlich vermieden werden.

Endokrine Beeinträchtigung
Durch bestimmte Signaltransduktionshemmer kann die Funktion der Schilddrüse/Nebenniere erheblich beeinträchtigt werden, sodass hier regelmäßige Kontrollen der TSH-/Cortisol-Werte erforderlich sind.

Lymphozytenanstieg
Tyrosinkinaseinhibitoren, die vor allem zur Behandlung der CLL eingesetzt werden, können zu Beginn der Behandlung zu einem exzessiven Lymphozytenanstieg führen. Dieser ist auf Freisetzung der Lymphozyten aus lymphatischem Gewebe (z. B. Lymphknoten, Milz) zurückzuführen. Der Lymphozytenanstieg ist erwünscht und normal, für viele Patienten allerdings unverständlich. Er bildet sich im Verlauf der Therapie zurück.

Pneumonien
Bei manchen Signaltransduktionshemmer können entzündliche Veränderungen der Lunge (Pneumonitis) auftreten, die häufig schwer verlaufen und frühzeitig erkannt werden müssen.

Kosten
Die Therapie mit Signaltransduktionshemmern ist sehr kostenintensiv mit Monatskosten zwischen 2500 und 9000 Euro. Da mittlerweile auch mehrere Präparate parallel gegeben werden (z. B. malignes Melanom), können sich die Kosten durchaus noch auf weit höheren Ebenen abspielen. Die Patienten sollten darauf hingewiesen werden, sorgsam mit diesen Medikamenten umzugehen, da nur so eine dauerhafte Finanzierung dieser das Gesundheitswesen erheblich belastenden Kosten gewährleistet werden kann.

14.7.4 Fertilität und antiproliferative Therapie

Der Erhalt der Fertilität ist für junge Patienten (mit noch nicht abgeschlossener Familienplanung) ein wesentlicher Punkt im Therapiekonzept. Bei Männern empfiehlt sich vor Beginn einer aggressiven Chemotherapie – hierzu gehört v. a. auch die Stammzelltransplantation – eine Kryokonservierung von Spermien. Diese kann kurzfristig effektiv durchgeführt werden.,

Für Frauen stehen zum einen operative zum anderen medikamentöse Möglichkeiten zur Erhaltung der Fertiliät zur Verfügung. Die Gabe des GnRH-Analogons Goserelin, durch das die Produktion der Ovarien eingestellt wird, senkt das Risiko, eine dauerhafte Amenorrhoe zu entwickeln, um 15 %. Operative Verfahren beinhalten die Gewinnung und Kryokonservierung von Eizellen oder auch ein Teil des Ovars. Je nach Verfahren ist vor Beginn einer Chemotherapie ein Vorlauf von ein bis zwei Wochen erforderlich. Durch den Einsatz des Rostocker Onkologen Prof. Dr. M. Freund konnte eine gesetzlich verankerte Übernahme der erforderlichen Kosten sowohl für Patientinnen als auch Patienten erzielt werden.

14.7.5 Nebenwirkungen Antikörper

Da viele Antikörper nicht nur menschliches, sondern auch Mäuseeiweiß enthalten, können schwere allergische Reaktionen auftreten. Zusätzlich können einige Antikörper zur Verminderung der Pumpfunktion des Herzens führen (z.B. Trastuzumab, Pertuzumab), sodass regelmäßige Kontrollen der Pumpfunktion mittels Herzechokardiographie erforderlich sind.

Bei einigen Antikörpern (z.B. Rituximab, Obinutuzumab) kann es zu einer progressiven multifokalen Leukenzephalopathie, hervorgerufen durch eine Reaktivierung des J.C. Virus, kommen. Diese Erkrankung äußert sich in einer zunehmenden cerebralen Dysfunktion und verläuft meist tödlich.

14.7.6 Nebenwirkungen immunonkologische Therapien

Immunkonkologische Substanzen aktivieren die Killerzellen (T-Lymphozyten). Diese richten sich nicht nur gegen die Tumorzellen, sondern können auch die gesunden Körperzellen angreifen. Grundsätzlich verhalten sich die Nebenwirkungen von immunonkologischen Therapien ähnlich wie Autoimmunerkrankungen. Fast alle Organsysteme können hiervon betroffen sein. Besonders häufig sind Haut (Exanthem), Darm (Durchfall), Lunge (Husten und Luftnot) sowie die Leber (Leberwerterhöhung, Ikterus) betroffen. Dies macht nicht nur eine genaue Anamnese und körperliche Untersuchung des Patienten unter immunonkologischer Therapie erforderlich, sondern erfordert auch Serumkontrollen wie Schilddrüsen-, Nieren- und Leberwerte. Auch sollten die Patienten regelmäßig einem Kardiologen zur Überwachung kardiologischer Nebenwirkungen vorgestellt werden. Die erste Therapie der Wahl bei Auftreten von derartigen Nebenwirkungen ist neben dem Absetzen des Medikamentes die Gabe von Kortison. Je nach Schwere der Nebenwirkungen müssen u.U. weitere immunsuppressive Medikamente eingesetzt werden. Zur Sicherheit kann dem Patienten ein entsprechender Immunpass mitgegeben werden. **Abbildung 14-1** zeigt eine Patientenkarte immunonkologische Therapie.

a)

Immuntherapie *Patientenkarte*

Name: ______________________________

Diagnose: ______________________________

I-O Wirkstoff: ☐ Checkpoint Inhibitor ☐ CAR-T

Medikament: ______________________________

Start der I-O Therapie: ______________________________

Immuntherapeutische Wirkstoffe sind **KEINE** Chemotherapie.
Nebenwirkungen müssen ggf. anders behandelt werden (siehe Rückseite).

b)

Immuntherapie *Patientenkarte*

Immunvermittelte Nebenwirkungen* bei Checkpoint Inhibitoren variieren in ihrer Schwere und erfordern ggf. eine Krankenhauseinweisung und/oder ggf. die Therapie mit Steroiden oder anderen Immunsuppressiva. Patienten haben ein sehr lang anhaltendes Risiko für immunvermittelte Nebenwirkungen.

*Diarrhoe, abdominelle Schmerzen, Hautausschlag, Endokrinopathien, Nephritis, Ikterus, Hepatitis, Dyspnoe, Pneumonitis, Fatigue, neurologische Symptome etc. Kontaktieren Sie den behandelnden Onkologen bevor Sie das I-O Regime ändern oder Nebenwirkungen behandeln

Behandelnder Onkologe: ______________________________

Notfallkontakt Tel.: ______________________________

Abbildung 14-1: Patientenkarte immunonkologische Therapie: a) Vorderseite, b) Rückseite (© MVZ DR. Vehling-Kaiser)

14.7.7 Infekte und Impfungen

Patienten, die eine antiproliferative Therapie erhalten oder auch vor einiger Zeit abgeschlossen haben, sind im Vergleich zur Normalbevölkerung deutlich infektgefährdeter. Zusätzlich treten in diesem Patientenklientel gehäuft schwere Verläufe von Infekten auf. Zur Infektvermeidung werden empfohlen:

- Tragen einer FFP2-Maske in nicht vermeidbaren Risikosituationen (z. B. Einkaufen, Arztbesuch, Physiotherapie, Kontakt mit infektiösen Familienmitgliedern)
- Verhaltensmaßnahmen wie regelmäßige Händedesinfektion
- Antibiotikaprophylaxe bei bestimmten Therapieprotokollen
- Impfungen.

Folgende Impfungen sind zu empfehlen:

- Pneumokokken
- COVID-19 (jährlich)
- Influenza (jährlich)
- Respiratorische Viren (RSV)
- Herpes zoster.

Nach einer Stammzelltransplantation existieren spezielle von den KMT-Abteilungen empfohlene Impfprogramme.

14.7.8 Hygiene in der Onkologie/Hämatologie

Die Einhaltung und korrekte Durchführung hygienischer Vorgaben und Maßnahmen stellt in der medizinischen Patientenversorgung eine zentrale Maßnahme dar. Insbesondere bei Patienten, die aufgrund ihrer Grunderkrankung oder infolge der notwendigen Therapie ein beeinträchtigtes Immunsystem und damit auch ein erhöhtes Infektionsrisiko besitzen, sind genaue Kenntnisse dieser Maßnahmen essenziell.

Wichtige Bereiche stellen dabei u. a. folgende Punkte dar:

- Korrekte Hände- und Flächendesinfektion
- Korrekter Umgang mit Medizinprodukten
- Korrekter Umgang mit persönlicher Schutzausrüstung
- Kenntnisse im Erkennen von und Umgang mit häufigen Krankheitserregern.

Gerade die Händedesinfektion wird oft trotz ausreichend vorhandener Kenntnisse nicht immer adäquat durchgeführt. Grundlage einer effizienten Händedesinfektion stellt das WHO-Modell der Fünf Indikationen der Händedesinfektion dar:

- Vor Patientenkontakt
- Vor aseptischen Tätigkeiten
- Nach Kontakt mit potenziell infektiösem Material
- Nach Patientenkontakt
- Nach Kontakt mit der unmittelbaren Patientenumgebung.

Zusätzlich muss auf eine korrekte Durchführung (alle Bereiche der Hand und des Handgelenks müssen desinfiziert werden) sowie eine ausreichende Zeitdauer der Desinfektion geachtet werden (der Desinfektionsvorgang dauert, bis die Hände trocken sind; der zeitliche Umfang dafür kann je nach Hersteller variieren). Da unsere Hände mitunter einer der häufigsten Übertragungswege von Keimen darstellen, kann durch eine korrekte Durchführung dieses Risiko fast komplett reduziert werden.

CAVE

Das Tragen von Ringen, Schmuck, Armbänder oder Ähnlichem an den Händen/Armen verhindert eine vollständige Desinfektion dieser Bereiche und bietet damit die Möglichkeit einer potenziellen Keimübertagung. Daher dürfen bei Patientenkontakt bzw. bei Tätigkeit im medizinischen Patientenbereich derartige Gegenstände nicht getragen werden. Dasselbe gilt auch für künstliche Fingernägel.

Für die korrekte Desinfektion von Oberflächen muss ebenfalls eine ausreichende Einwirkzeit eingehalten sowie die Verwendung von entsprechend geeigneten Desinfektionsmitteln beachtet werden.

Grundsätzlich sollten hier stets die Herstellerinformationen sowie bei potenziellen Risiken der Desinfektionsmittel die Anwendung entsprechender Schutzausrüstung (z.B. Tragen von Handschuhen) berücksichtig werden.

Merke

Bei Unklarheiten oder Rückfragen sollte in der jeweiligen medizinischen Einrichtung eine hygienebauftragte Person zur Verfügung stehen und ggf. auch Schulungen durchführen. Ebenfalls sollten entsprechende SOPs (standard operating prozedure) vorhanden sein und regelmäßig aktualisiert werden. Selbstverständlich sollten alle Mitarbeiter mit dem Inhalt der SOPs vertraut sein.

Bei Notwendigkeit des Tragens persönlicher Schutzausrüstung (z. B. Kittel, Schutzbrille, Handschuhe) ist eine Schulung zum korrekten Umgang mit diesen erforderlich. Diese sollte bei Bedarf kontinuierlich aufgefrischt werden.

15
Ambulante spezialärztliche Versorgung (ASV)

Die Versorgung von Patienten mit seltenen Erkrankungen oder schweren Verlaufsformen von Erkrankungen erfordert häufig die Betreuung durch ein interdisziplinäres Ärzteteam mit entsprechender spezieller Qualifikation. Um die Versorgung dieser Patienten zu gewährleisten, wurde ein neuer Versorgungsbereich geschaffen: die ambulante spezialärztliche Versorgung (ASV). In dem neuen Versorgungsbereich ASV können Patienten sowohl von Vertragsärzten als auch Krankenhausärzten nach einheitlichen Rechtsvorschriften versorgt werden. Die ASV steht den Patienten seit dem 01.01.2012 zur Verfügung. Die ASV ist beschränkt auf seltene Erkrankungen und Erkrankungen mit besonderen Krankheitsverläufen. Im Bereich der Onkologie existieren z.B. eine ASV für gastrointestinale Tumoren/Tumoren der Bauchhöhle, gynäkologische Tumoren, Mammakarzinome, Hauttumore, HNO-Tumore, Lungentumore, GIST, urologische Tumore.

16
Nicht-ärztliche onkologische und hämatologische Pflegesprechstunde und Mobiler Onkologischer Dienst

Der Mobile Onkologische Dienst (MOD) „als Pflegesprechstunde vor Ort" wurde erstmals im Rahmen eines Projektes des Onkologisch-Palliativmedizinischen Netzwerkes Landshut und des Bayerischen Landesamtes für Gesundheit und Lebensmittelsicherheit 2013 angeboten. Der Mobile Onkologische Dienst dient der Verbesserung der Patientenadhärenz und der Patientensicherheit, insbesondere auf dem Gebiet der oralen antiproliferativen Therapie. Speziell ausgebildete medizinische Fachassistentinnen für orale und subkutane Tumortherapien besuchen die betroffenen Patienten zu Hause, kontrollieren vor Ort Einnahme und Lagerung der Medikamente und untersuchen die Patienten auf Nebenwirkungen. Dazu gehören selbstverständlich anschließend eine Diskussion der Befundergebnisse mit dem behandelnden Onkologen und eine entsprechende Dokumentation.

In den MOD aufgenommen werden Patienten, die erhebliche Probleme haben, zu regelmäßigen Kontrollen in die behandelnde Praxis zu kommen (z. B. schwere Gehbehinderung, Sauerstoffgerät, Blindheit, hohe Infektionsanfälligkeit). In der Regel werden diese Patienten insbesondere zu Anfang einer neuen oralen Tumortherapie wöchentlich besucht, alle vier Wochen ist dann ein Besuch beim Arzt vorgesehen. **Abbildung 16-1** zeigt ein Einsatzfahrzeug des Mobilen Onkologischen Dienstes.

Nicht-ärztliche onkologische und hämatologische Pflegesprechstunde

Durch die Zunahme der oralen Tumortherapien, die mittlerweile schon 25 % der antiproliferativen Therapieformen ausmachen, kommt es zu einer Umstrukturierung in den onkologischen Praxen. Die i. v. Therapien nehmen ab, der Kontrollbedarf und die Patientenschulung bei oraler Tumortherapie nehmen zu. Um dem gerecht zu werden, besteht die Möglichkeit, bestimmte ärztliche Aufgaben an

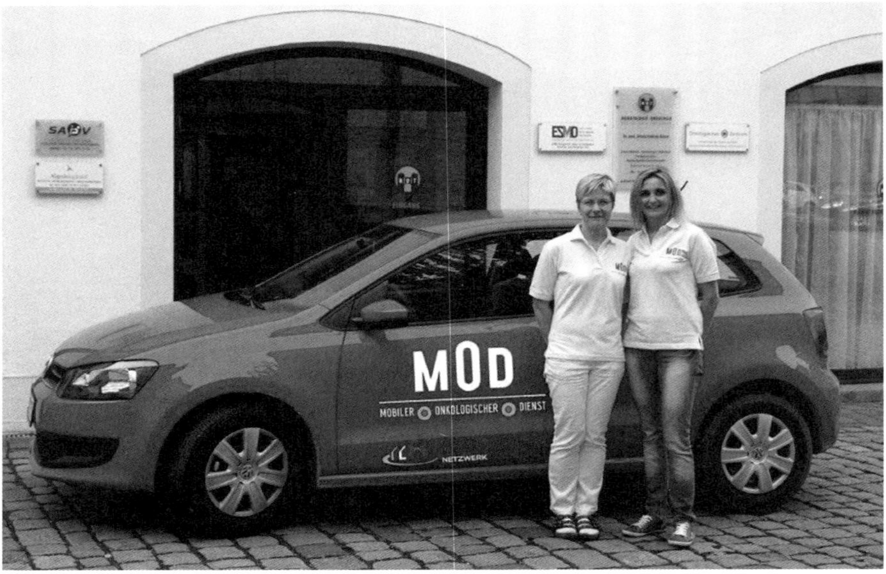

Abbildung 16-1: Einsatz des Onkologischen Mobilen Dienstes (© Dr. Ursula Vehling-Kaiser)

speziell geschultes Personal zu delegieren. Voraussetzung zur Durchführung einer Pflegesprechstunde sind eine abgeschlossene Berufsausbildung zur MFA oder Krankenschwester, mehrjährige Erfahrungen in der Hämatologie/Onkologie und gute Kenntnisse im Bereich der Kommunikation. Wünschenswert sind Weiterbildungen im Bereich Hämatologie/Onkologie, z.B. eine Zusatzausbildung zur Fachassistentin für orale und subcutane Tumortherapie. Ein Studium ist nicht erforderlich. Zur Einrichtung einer nicht-ärztlichen onkologischen und hämatologischen Pflegesprechstunde sind ein eigenes Zimmer innerhalb der Praxis, die Möglichkeit einer ungestörten Kommunikation mit dem Patienten, ausreichend Zeit zur Dokumentation und gegebenenfalls Evaluation, ein Internetzugang und, falls möglich, ein eigener Terminplaner erforderlich.

17 Pflegestufen

Die Einstufung in die unterschiedlichen Pflegestufen erfolgt auf der Grundlage von sechs Pflegemodulen. Die Pflegemodule berücksichtigen unterschiedliche Aspekte des täglichen Lebens:

- Modul 1: Mobilität
- Modul 2: Kognitive und kommunikative Fähigkeiten
- Modul 3: Verhaltensweisen und psychische Problemlagen
- Modul 4: Selbstversorgung
- Modul 5: Bewältigung von und selbstständiger Umgang mit krankheits- und therapiebedingten Anforderungen und Belastungen
- Modul 6: Gestaltung des Alterslebens und soziale Kontakte.

Pro Modul werden je nach Beeinträchtigung Punkte vergeben. Pflegebedürftigkeit besteht ab einem Gesamtpunktewert von 12,5, wobei die Beeinträchtigungen mindestens sechs Monate bestehen müssen. Die fünf Pflegegrade sind:

- Pflegegrad 1: geringe Beeinträchtigung (12,5–27 Punkte)
- Pflegegrad 2: erhebliche Beeinträchtigung (27–47,5 Punkte)
- Pflegegrad 3: schwere Beeinträchtigung (47,5–70 Punkte)
- Pflegegrad 4: schwerste Beeinträchtigung (70–90 Punkte)
- Pflegegrad 5: schwerste Beeinträchtigung mit besonderen Anforderungen an die pflegerische Versorgung (90–100 Punkte).

Das monatliche Pflegegeld richtet sich nach dem jeweiligen Pflegegrad (Stand 2024). Die Einstufung in die Pflegegrade erfolgt über den Medizinischen Dienst der Krankenkassen (MDK):

- Pflegegrad 1: kein Anspruch auf Pflegegeld
- Pflegegrad 2: 332 Euro
- Pflegegrad 3: 573 Euro
- Pflegegrad 4: 765 Euro
- Pflegegrad 5: 947 Euro.

18 Allgemeinzustand und Lebensqualität

Einen besonderen Stellenwert in der Onkologie und Hämatologie nimmt der Allgemeinzustand (AZ) des Patienten ein. Von ihm hängt entscheidend die Prognose, die Therapie und auch der Verlauf der Tumorerkrankung ab. Viele Autoren haben anhand von Status und Indizes den Allgemeinzustand eines Patienten beschrieben.

Beurteilungsskalen

Die drei wichtigsten Beurteilungsskalen des Allgemeinzustandes (AZ) sind im Folgenden beschrieben:

Karnofsky-Index: Karnofsky beschrieb seinen Index zum AZ eines Patienten im Jahre 1948. Es ist auch heute noch der am häufigsten angewandte Index. Die Angaben erfolgen in Prozent von 100 % (normale Aktivität) in 10-Prozent-Schritten abwärts bis 10 % (moribund). **Tabelle 18-1** zeigt die Beurteilungsgrundlage des Karnofsky-Index.

WHO-Status-Scale (World Health Organization): Der WHO-Status wurde 1979 aufgelegt und umfasst die Stufen 0 (normale Aktivität) bis 4 (völlig kraftlos). Die Gradeinteilung zeigt **Tabelle 18-1.**

ECOG-Performance-Status-Scale (Eastern-Corporative-Oncologic-Group): Der ECOG-Status wurde 1960 beschrieben und ist die Quantifizierung des AZ, die heute insbesondere im Bereich klinischer Studien zugrunde gelegt wird. Die Skala umfasst die Stufen 0 (keine Symptome) bis 5 (tot) und zeigt somit starke Ähnlichkeit mit dem WHO-Status.

Neben der Beschreibung des Allgemeinzustandes kommt der Dokumentation der Lebensqualität (LQ) zunehmende Bedeutung zu.

Sie spielt insbesondere auch während der Therapie einer Tumorerkrankung eine große Rolle, z. B. rückt die Lebensqualität bei kurativem Therapieansatz

Tabelle 18-1: Die Beurteilungsskalen des Allgemeinzustandes eines Patienten (Eigendarstellung)

WHO-Gradeinteilung = ECOG- Performance-Status		**Karnofsky-Index (%)**	
0	normale uneingeschränkte Aktivität	100 90	normale Aktivität ohne Symptome normale Aktivität, geringe Symptome
1	Beschwerden, kann sich zuhause selbstständig versorgen	80 70	normale Aktivität nur mit Anstrengung, nur verminderte Aktivität möglich
2	Arbeitsunfähigkeit, tagsüber 50 % der Zeit im Bett	60 50	gelegentlich fremde Hilfe erforderlich, häufig fremde Hilfe erforderlich
3	tagsüber > 50 % der Zeit im Bett; pflegebedürftig	40 30	überwiegend bettlägerig, geschulte Pflege erforderlich
4	dauernd bettlägerig und völlig pflegebedürftig	20 10	schwerkrank, supportive Therapie
5	tot	0	tot

deutlich in den Hintergrund, während sie bei palliativem Therapieansatz den Mittelpunkt bildet. Die bekanntesten Indizes zur Erfassung der Lebensqualität sind

- der Spitzer-Index und
- der EORTC-Index.

Der Spitzer-Index wird vom Arzt ermittelt, beim EORTC-Index füllt der Patient selbst einen Fragebogen aus.

19 Gesprächstherapie, Psychoonkologie und Trauerbewältigung

Der Patient, der erstmals eine hämato-onkologische Praxis aufsucht, hat sehr unterschiedliche Kenntnisse bezüglich seiner Erkrankung. Es lassen sich in der Regel drei große Patientengruppen unterscheiden:

1. Der Patient kennt seine Diagnose nicht und kommt zur Abklärung pathologischer Befunde, die z. B. vom Hausarzt erhoben wurden, in die Praxis. Typisches Beispiel: Der Patient stellt sich wegen erhöhter Leukozytenwerte vor. Die Diagnose ergibt eine akute Leukämie.
2. Der Patient kennt seine Diagnose (z. B. Mammakarzinom), hat sich mit dieser aber noch nicht weiter auseinandergesetzt.
3. Der Patient kennt seine Diagnose und hat sich ausführlich mit ihr und den gegebenen Therapiemöglichkeiten z. B. über Internet oder weiterführende Literatur auseinandergesetzt.

In die dritte Gruppe fallen v. a. die Patienten, die sich zur Zweitmeinung (second opinion) vorstellen oder auch die Patienten, die schon in anderen Einrichtungen Chemotherapien erhalten haben.

Alle drei Patientengruppen haben gemeinsam, dass sie sich mit einer lebensbedrohlichen, z. T. akut aufgetretenen Erkrankung auseinandersetzen müssen. Obwohl die Gesprächsführung innerhalb der einzelnen Gruppen schwerpunktmäßig unterschiedlich verlaufen wird, sollte sich die Grundlage jedes Gespräches auf Wahrhaftigkeit, Hoffnung und Zuwendung stützen. Die Wahrheit zu verniedlichen oder gar zu verheimlichen ist gefährlich und menschenunwürdig, da sie dem Patienten von vornherein die Möglichkeit nimmt, sich mit einer neuen Lebenssituation, die in der Regel nicht nur ihn, sondern seine gesamte Familie und Umgebung betrifft, auseinanderzusetzen. Allerdings sollte die Wahrheit stets verknüpft sein mit der Hoffnung, wobei Hoffnung nicht heißt, dem Patienten irgendwelche nicht haltbaren Strohhalme hinzuwerfen, sondern ihm vielmehr das Gefühl von Zuwendung und Geborgenheit zu vermitteln.

Das Wissen, auch in schwierigen Situationen nicht allein gelassen zu werden, sondern eine persönliche Zuwendung sowohl von ärztlicher als auch von pflegerischer Seite zu erhalten, bildet einen wesentlichen Schwerpunkt der gesamten hämato-onkologischen Therapie. Nicht wenige Tumorpatienten erfahren mehr oder weniger eine soziale Isolation und Zurückweisung, die für sie oft belastender sind als die Krankheit selbst. Nicht nur die Informationen bezüglich der Diagnose, sondern auch der Therapie sollten sich auf Wahrhaftigkeit stützen. Der Patient muss über Risiken und Ansprechwahrscheinlichkeiten einer Tumortherapie ausreichend informiert sein, um selbst aktiv an der Behandlung mitwirken zu können. Besonders wichtig ist eine realitätsbezogene Information im Hinblick auf die alternativen Therapiemaßnahmen (**Kap. 5.7**), da gerade auf diesem Sektor das Geschäft mit der Hoffnung einen zunehmenden Aufschwung nimmt. Der Patient, der eben nach jedem Strohhalm greift, sieht sich plötzlich nicht nur den krankheitsbezogenen Problemen, sondern v.a. auch finanziellen Problemen ausgesetzt, die oft horrende Ausmaße annehmen können.

Da bekanntermaßen selbst nach einem ausführlichen Gespräch durch den behandelnden Arzt der Patient nur einen kleinen Teil der weitergegebenen Informationen mitnimmt, sind ergänzende Gespräche durch die mitbetreuenden medizinischen Fachangestellten und Pflegekräfte von großer Bedeutung. Hier treten häufig Fragen oder auch Unklarheiten auf, deren Beantwortung dem Patienten Angst und Sorgen weitgehend nehmen können.

Um ein sowohl für den Patienten als auch den Arzt oder die Pflegekraft sinnvolles und befriedigendes Gespräch führen zu können, muss man sich mit den Grundlagen der Kommunikation beschäftigen.

19.1 Grundlagen der Kommunikation

Ein paar Worte vorweg:
Wesentlich ist der Unterschied: Sympathie und Empathie.
Sympathie: Ich leide mit dem Patienten mit.
Empathie: Ich versetze mich in den Patienten, eruiere seine Ängste und Probleme und suche Lösungen.
Empfehlung: *empathisches Verhalten* trainieren.

Man versteht unter Kommunikation den Austausch von Botschaften zwischen einem Sender und einem Empfänger. Reagiert der Empfänger und wird zum Sender, haben wir einen Dialog.

Es ist wichtig, zu verdeutlichen, dass wir nicht nur über verbale Kommunikation mit Schrift und Sprache verfügen, sondern ein Großteil unserer Kommunikation auf dem nonverbalen Weg stattfindet, also über die Körpersprache. Hier spielen v.a. Gestik, Mimik, Verhalten und Ausdruck eine große Rolle. Beispiel: Liest der Arzt z.B. einen Befundbericht und zieht dabei die Stirn in Falten, vermittelt er durch diese Gestik dem Patienten die Tatsache eines ungünstigen Befundergebnisses. Eindeutig bestimmt nicht die verbale, sondern die nonverbale Kommunikation den Verlauf eines Gespräches.

Friedemann Schulz von Thun (1981) hat jeder Nachricht vier Dimensionen zugeordnet:

- die Sachebene (worüber ich informiere)
- die Selbstoffenbarung (was ich von mir selbst damit kundgebe)
- die Beziehungsebene (was ich von einem anderen halte)
- die Appellebene (wozu ich den anderen bringen will).

Alle Ebenen spielen bei Gesprächen mit Tumorpatienten eine wesentliche Rolle. Auch hier gibt es durchaus verschiedene Arten von Gesprächen. Ein Gespräch kann von den Informationen beherrscht werden, d.h. ich informiere den Patienten über die Grundlagen seiner Erkrankung und die möglichen Therapien. Es kann einen reinen Beratungscharakter haben, ich spreche z.B. die Möglichkeiten sozialer Unterstützung etc. an. Es kann sich eine Diskussion entwickeln, in die der Patient seine eigene Vorstellung mit einbringt, aber auch ein Small-Talk oder Tratsch sind möglich, z.B. über das Wetter oder über wirtschaftliche/politische Ereignisse.

Bei Tumorpatienten stellen Kritikgespräche einen wesentlichen Schwerpunkt dar, insbesondere dann, wenn eine spezifische Therapie nicht zum gewünschten Erfolg geführt hat.

Bei jeder Kommunikation können selbstverständlich Kommunikationsstörungen auftreten, die insbesondere dann vorkommen, wenn die objektive Ebene verlassen wird und Gefühle eine zu große Rolle einnehmen. Von Bedeutung sind zudem auch Missverständnisse, Unklarheiten, Fehlinterpretation, Ablenkung und insbesondere auch unterschiedliche Informationsstände.

Ebenfalls können zu hoch gestellte Erwartungen zur Kommunikationsstörung führen. Möglichkeiten, die Kommunikation zu verbessern, sind zum einem eine verständliche Sprache (also kein Medizinerdeutsch reden), Nachfragen im

Gespräch (z.B. Haben Sie das verstanden? Haben Sie hierzu noch Fragen?), die Reflexion, d.h. bestimmte wichtige Gesprächsinhalte vom Partner wiederholen lassen und eine eindeutige Formulierung. Hierdurch können insbesondere Unsicherheiten oder ein falsches Verständnis vermieden werden. Wichtig ist es, sich während eines Gespräches auf den anderen zu konzentrieren und ihn v.a. ausreden zu lassen.

Ein großer Fehler, der v.a. unter Zeitdruck auftritt, besteht darin, den anderen in Grund und Boden zu reden, ohne auf seine Wünsche und Bedürfnisse einzugehen. Während des Gespräches sollte man sich dem Patienten zuwenden und ihn durch Zulächeln oder durch Nicken positiv darin bestärken, Fragen zu stellen oder sich aktiv am Gespräch zu beteiligen. Ein Gespräch wird schnell zerstört durch Herunterspielen der Tatsachen („Das ist alles nicht so schlimm. Das werden wir schon hinbekommen."), durch autoritäres Verhalten bezüglich vorgeschriebener Therapiemaßnahmen („Da machen wir die oder jene Chemotherapie.") und besonders durch innerliches Distanzieren vom Patienten. Wichtig ist ein guter persönlicher Kontakt zum Patienten, der ihm auf der einen Seite genügend Raum zur Selbstentfaltung gibt, aber auf der anderen Seite auch eine entsprechende Nähe und Zuwendung vermittelt. Der Ort des Gespräches sollte so gewählt sein, dass nicht der Eindruck eines Gespräches zwischen Tür und Angel entsteht, z.B. sind Gespräche im Flur oder im Vorbeigehen möglichst zu vermeiden. Empfehlenswert ist ein ruhiger Raum, der keine allzu medizinische, sondern eher eine gemütliche, entspannende Atmosphäre vermittelt. Günstig, wenn auch oft nicht durchführbar, wäre es, während der Gespräche nicht durch Telefonate abgelenkt zu werden.

Verständnis für die Situation muss nicht unbedingt verbal geäußert werden, häufig vermittelt Schweigen dem Patienten Teilnahme und Trost.

Unter authentischem Verhalten (Kongruenz) verstehen wir, wenn das verbale mit dem nonverbalen Verhalten übereinstimmt.

Für die Übermittlung schlechter Nachrichten bietet sich das SPIKES-Kommunikationsmodell von Baile und anderen (2000) an:
Setting: Behagliches Umfeld schaffen
Perception: Wissen des Patienten über seine Erkrankung
Invitation: Will der Patient schlechte Nachricht erfahren
Knowledge: Sachlage verständlich erklären
Emotions: Gefühlsebene nicht außer Acht lassen (schweigen zulassen!)
Strategy und Summary: Zusammenfassung und zukünftige Wege aufzeichnen (Plan).

19.2 Umgang mit der Erkrankung

Um die Erkrankung des Patienten und die dadurch entstehende Trauer und Möglichkeit der Trauerbewältigung verstehen zu können, müssen wir uns kurz mit einigen Theorien beschäftigen, die sich sowohl mit dem Krebserleben als auch mit dem Umgang mit der Erkrankung bis hin zur Finalphase beschäftigen.

Es werden fünf Phasen des „Krebserlebens" unterschieden:

Erfahren der Diagnose: Während dieser Phase versuchen die Patienten zunächst, ihre Diagnose zu leugnen, und reagieren häufig mit Trauer, Ärger, Wut und Depressionen, aber auch mit psychosomatischen Erkrankungen wie Schlafstörungen und Appetitlosigkeit.

Behandlung: In dieser Phase erleben die Patienten häufig Angst, Depression, Hoffnungslosigkeit, aber auch Schuldgefühle. Sie glauben an eine „göttliche" Strafe für ein „Vergehen", das oft Jahrzehnte zurückliegt. Hier helfen aufklärende Gespräche und psychoonkologische Betreuung häufig weiter.

Erholungsphase: Der Patient erholt sich hier von einer Therapie, ist aber noch sehr ängstlich und vulnerabel (verletzlich) auf äußere Gegebenheiten, z. B. massive Angstentwicklung bei Neuerkrankung eines Bekannten an Krebs.

Eventuelles Auftreten eines Rezidivs: Patienten, die ein Rezidiv erleiden, trifft dies häufig stärker als die Erstdiagnose, denn mit einem Rezidiv wird ihnen vor Augen geführt, dass auch eine noch so aggressive Therapie den Krebs nicht besiegen konnte. Häufig sind Wut und Verzweiflung sowie tiefste Depression Ausdruck dieser Lebenskrise.

Terminal-palliative Maßnahmen: Diese Phase kann v. a. geprägt sein von der Angst in Bezug auf das Sterben und den Verlust von Autonomie, d. h. Angst ein Pflegefall zu werden und von der Familie verlassen zu werden oder eine zusätzliche Belastung für die Familie zu sein. In dieser Phase ist v. a. eine Gesprächstherapie, die die Familienangehörigen miteinbezieht, wichtig.

Anhand ihrer tiefgreifenden klinischen Erfahrung mit Sterbenden beschrieb die schweizer-amerikanische Ärztin Elisabeth Kübler-Ross 1970 erstmals fünf Phasen, die sowohl die Patienten als auch ihre Angehörigen während ihrer letzten Lebenszeit durchlaufen.

Die fünf Phasen nach Kübler-Ross (2018) sind:

- **Verneinung und Isolation**
  Verleugnen, Nicht-wahrhaben-Wollen
  Schock, Verdrängung: „Das darf nicht wahr sein".
- **Zorn, Wut und Auflehnung gegen das Schicksal**
  Aggression gegen sich und häufig gegen die Umwelt aufbrechende Emotionen: „Warum ich?" „Ein anderer ist schuld!"
  Verzweiflung, Aktionismus
- **Verhandeln mit dem Schicksal**
  „Vielleicht kann ich wenigstens einen Aufschub erreichen!"
- **Depression**
  Tiefe Trauer um das eigene Leben
  Begreifen der Endgültigkeit, oft Rückzug
- **Anpassung und Annahme des nahenden Todes**
  „Mein Haus ist bestellt, alles wird gut."

Diese Phasen verlaufen oft durcheinander, wiederholen sich, bleiben stecken und/oder beginnen von vorne. Die von Kübler-Ross beschriebenen Phasen sind sehr hilfreich für den behandelnden Arzt. Jedem, der mit sterbenden Patienten arbeitet, muss bewusst sein, dass jeder Patient ein Individuum darstellt und ganz unterschiedlich mit Trauer, Bewältigung und Verarbeitung umgeht.

Die heutige Palliativbewegung mit der Einrichtung von Palliativstationen und Hospizen versucht, diesem Ziel gerecht zu werden. Hier sei insbesondere die englische Ärztin Cecily Saunders genannt, die 1967 in London das erste stationäre Hospiz gründete (Saunders, 1991).

19.3 Psychoonkologie

In der Betreuung des Krebspatienten nimmt die Psychoonkologie einen besonderen Stellenwert ein. Leider sind Psychoonkologen zurzeit fast nur in großen hämato-onkologischen Zentren verfügbar, während außerhalb derselben ein deutlicher Mangel auf diesem Gebiet besteht. Häufig übernehmen die Psychoonkologie die behandelnden Hausärzte und Onkologen sowie speziell in der Palliativmedizin ausgebildete Krankenschwestern (Palliativ-Care-Schwestern) oder auch Seelsorger.

Die Krankheitsverarbeitung geschieht auf der geistigen, der gefühlsmäßigen sowie auf der handlungsbezogenen Ebene. Sie betrifft den Patienten genauso wie sein soziales Umfeld. Beeinflusst wird der Patient durch die Belastungen, die mit seiner Krankheit einhergehen, durch seine Persönlichkeit und seine Erfahrungen mit seiner Umgebung.

Der Begriff Psychoonkologie beschreibt eine relativ neue Form der Psychotherapie. Sie befasst sich u. a. mit der Beratung, Begleitung und Behandlung von seelischen und sozialen Problemen und Verhaltensweisen von Krebspatienten in den verschiedenen Phasen der Erkrankung, der Rehabilitation und des Sterbens.

Die Bewältigungsstrategien (Coping), die der Patient entwickelt, können unterstützt und gefördert werden. Dazu gehören z. B.:

- Kampfgeist
- Vertrauen in die Ärzte
- Selbstermutigung
- Die Krankheit als Schicksal annehmen
- Ablenkung.

Die Ziele bei der Unterstützung sind:

- Hilfe bei der Krankheitsbewältigung
- Symptomkontrolle
- Minderung von Angst und Hilflosigkeit
- Stimmungsstabilität, Lebensqualität
- Veränderte Beziehung zur Umgebung.

Methoden dabei sind:

- Krisenintervention
- Psychotherapie (Einzel-, Paar-, Familien-, Körper-, Musiktherapie)
- Gestalttherapie, Kunsttherapie
- Visualisierung
- Autogenes Training
- Meditation
- Tiertherapie.

Die Grundlage der psychoonkologischen Betreuung von Tumorpatienten und insbesondere Finalpatienten wurde in der Deklaration der Menschenrechte Sterbender, die während eines Workshops „Der Todkranke und der Helfer“ in Lansin/Michigan USA 1999 entstand, dargelegt (Omega, 2013).

Die Deklaration der Menschenrechte Sterbender

Ich habe das Recht,

- ... bis zu meinem Tod wie ein lebendiges menschliches Wesen behandelt zu werden.
- ... stets noch hoffen zu dürfen – worauf sich diese Hoffnung auch immer richten mag.
- ... Gefühle anlässlich meines nahenden Todes auf die mir eigene Weise ausdrücken zu dürfen.
- ... kontinuierlich medizinisch und pflegerisch versorgt zu werden, auch wenn das Ziel „Heilung“ gegen das Ziel „Wohlbefinden“ ausgetauscht werden muss.
- ... nicht allein zu sterben.
- ... schmerzfrei zu sterben.
- ... meine Fragen ehrlich beantwortet zu bekommen.
- ... nicht getäuscht zu werden.
- ... von meiner Familie und für meine Familie Hilfe zu bekommen, damit ich meinen Tod annehmen kann.
- ... in Frieden und Würde zu sterben.
- ... meine Individualität zu bewahren und meiner Entscheidung wegen auch dann nicht verurteilt zu werden, wenn diese im Widerspruch zu den Einstellungen anderer stehen.
- ... offen und ausführlich über meine religiösen oder spirituellen Erfahrungen zu sprechen, unabhängig davon, was dies für andere bedeutet.
- ... zu erwarten, dass die Unverletzlichkeit des menschlichen Körpers nach dem Tod respektiert wird.
- ... von fürsorglichen, empfindsamen und klugen Menschen umsorgt zu werden, die sich bemühen, meine Bedürfnisse zu verstehen, und die fähig sind, innere Befriedigung daraus zu gewinnen, dass sie mir helfen, meinem Tod entgegenzusehen.

20 Recht

Für Medizinische Fachangestellte (MFA) und Pflegekräfte, die im Rahmen insbesondere der Chemotherapie/immunonkologischen Therapie in einer onkologischen Praxis aktiv arbeiten, stellt sich immer wieder die Frage, inwieweit ihr Handeln rechtlich abgesichert ist.

Der Arzt ist dazu berechtigt, eine bestimmte Aufgabe, die er ansonsten selbst durchführen müsste, an das (entsprechend qualifizierte) medizinische Fachpersonal zu delegieren, das heißt, dem medizinischen Fachpersonal diese Aufgabe eigenverantwortlich zu übertragen.

Um eine bestimmte Tätigkeit delegieren zu können, müssen bestimmte Voraussetzungen erfüllt sein.

Die Medizinische Fachangestellte/Pflegekraft muss eine entsprechende Qualifikation und Befähigung besitzen, das heißt der Arzt muss sich selbst davon überzeugen, dass die entsprechende Pflegekraft die zu delegierende Aufgabe eigenständig und adäquat durchführen kann.

Die Medizinische Fachangestellte/Pflegekraft muss damit einverstanden sein, diese Aufgabe durchzuführen. Sollte die Pflegekraft eine derartige übertragene Aufgabe verweigern, dürfen daraus aber keine arbeitsrechtlichen Folgen entstehen.

Für die Medizinische Fachangestellte/Pflegekraft ist wichtig, dass sie im Rahmen der Delegation die Durchführungsverantwortung besitzt, das heißt für Fehler, die bei der Durchführung der übertragenen Tätigkeit auftreten, verantwortlich ist.

Der Arzt dagegen trägt die Anordnungsverantwortung, er ist z. B. dafür verantwortlich, welches Medikament bzw. welche Infusion der Patient erhält.

Sowohl im Rahmen der delegierten Tätigkeit als auch im Rahmen der Anordnungstätigkeit des Arztes können Personen- und Sachschäden entstehen. Hier wird in der Rechtsprechung unterschieden, ob es sich um eine *vorsätzliche Handlung* gehandelt hat oder um eine grobe, mittlere oder leichte *Fahrlässigkeit*.

Es können sowohl strafrechtliche Folgen (im Rahmen des Strafgesetzbuches), die mit Geld- oder Freiheitsstrafe geahndet werden, als auch zivilrechtliche Folgen entstehen, z.B. Schadensersatz über Schmerzensgeld, arbeitsrechtliche Folgen wie Abmahnung oder Kündigung oder berufsrechtliche Folgen (Zurücknahme der Erlaubnis, eine pflegerische oder ärztliche Tätigkeit durchzuführen).

Ganz wesentlich für die exakte Durchführung des pflegerischen und ärztlichen Handelns ist eine genaue *Dokumentation*, z.B. im Rahmen eines Qualitätsmanagements. Für ein gut geführtes Qualitätsmanagement sprechen – neben den fachlichen – auch wirtschaftliche, berufspolitische und juristische Gründe. Ein gut angelegtes *Qualitätsmanagement*, das bestimmte festgelegte Abläufe in der Praxis dokumentiert und festlegt, schließt Fehler zum größten Teil aus.

Aktive und passive Sterbehilfe

Eine wichtige, immer wieder diskutierte Problematik, insbesondere bei weit fortgeschrittenen Tumorerkrankungen, ist die Frage nach *aktiver* oder passiver *Sterbehilfe*. Im Februar 2020 wurde das Gesetz zum Verbot der geschäftsmäßigen Förderung der Selbsttötung (§ 217 StGB) aufgehoben mit der Begründung eines Grundrechts auf selbstbestimmtes Sterben als Teil des allgemeinen Persönlichkeitsrechtes (ärztlich assistierter Suizid). Im Mai 2021 wurde der Satz „Ärzte dürfen keine Beihilfe zum Suizid leisten“ aus der (Muster)Berufsordnung gestrichen. Dennoch bleibt die Hilfe zum Suizid eine freie und individuelle Entscheidung. Weder Arzt noch MFA/Pflegekraft sind verpflichtet in diesen Fällen Beistand zu leisten, auch wenn dieses vom Patienten/Angehörigen gefordert wird. Menschlicher Beistand, ein respektvoller und würdevoller Umgang und eine adäquate Schmerzlinderung können den Wunsch nach aktiver Sterbehilfe oft verhindern. Da Palliativpatienten oft an sozialer Isolation leiden, sind Konzepte zur Reintegration von Palliativpatienten in die Gesellschaft (z.B. adventure therapy, Tageshospiz) vielversprechende Ansätze.

Passive Sterbehilfe entspricht dem natürlichen, der Würde des Menschen gemäßen Verlauf des Sterbens. Der Maßstab hierfür ist der mutmaßliche Wille des Sterbenden und nicht das Ermessen des behandelnden Arztes. Um den mutmaßlichen Willen des Patienten nicht nur über Angehörige oder Freunde eruieren zu können, sondern den Willen des Erkrankten für ärztliche Entscheidungen zugrunde legen zu können, hat man *Patientenverfügungen* entwickelt, deren Ziel es ist, den Wunsch des Patienten in einer aussichtslosen Situation, in der er sich nicht mehr selbst artikulieren kann, berücksichtigen zu können. Bei der passiven Sterbehilfe findet keine aktive Handlung, die direkt den Tod auslöst, statt.

21 Nachsorge und Rehabilitation

Die *Rehabilitation* beginnt beim Patienten mit dem Abschluss der Primärbehandlung, so z.B. nach Chemotherapie oder nach Strahlentherapie. Eine sogenannte adjuvante Langzeittherapie wie die Antihormonbehandlung beim Mammakarzinom oder die Trastuzumab-Behandlung beim Mammakarzinom kann auch während einer Rehabilitation durchgeführt werden.

Ziel der Rehabilitation ist es, Patienten wieder zu einem normalen belastungsfähigen Lebensrhythmus zurückzuführen und eventuelle Folgen der Erkrankung oder der Therapie rechtzeitig behandeln zu können.

Voraussetzung einer Rehabilitation ist, dass der Patient rehabilitationsfähig ist, ein Rehabilitationswunsch besteht und eine entsprechende Rehabilitationsindikation vorhanden ist. Eine Rehabilitation kann direkt nach dem Krankenhaus in Form einer Anschlussheilbehandlung (AHB) erfolgen, in Form einer später anzutretenden Rehabilitation, z.B. nach Abschluss der Chemotherapie, oder aber als sogenannte Kur, die eher einen Erholungseffekt hat. Eine Rehabilitationsmaßnahme ist freiwillig und keineswegs Pflicht. Ein Teil der Patienten lehnt eine Rehabilitationsmaßnahme ab, weil ein weiterer Klinikaufenthalt oder ein Aufenthalt in einer Klinik, in der er wieder viele Tumorpatienten treffen würde, eine zu große psychische Belastung für ihn darstellen würde.

Im Gegensatz zur Rehabilitation besteht die *Tumornachsorge* aus regelmäßigen, manchmal sich über Jahre erstreckende Kontrolluntersuchungen. Hier soll nicht nur der Patient bezüglich eines Rückfalles der Erkrankung, also eines Rezidivs, beobachtet werden, sondern auf lange Sicht auch eine Kontrolle bezüglich des Auftretens von Zweitmalignomen, wie sie z.B. nach hochdosierter Chemotherapie oder Knochenmarktransplantation vorkommen können, erfolgen.

Die Zeitintervalle der Nachsorgeuntersuchungen richten sich nach dem jeweiligen Tumor und dem persönlichen Rückfallrisiko bzw. Zweitmalignomrisiko.

22 Onkologie und Palliativmedizin: ein gemeinsames Therapiekonzept

Nahezu 80–90 % der palliativmedizinischen Patienten in Deutschland leiden an einer bösartigen Erkrankung. Zur optimalen Therapie dieser Patienten ist eine enge Verzahnung der Bereiche Palliativmedizin und Onkologie erforderlich. Im Idealfall sollte der Palliativmediziner über die onkologischen Therapiemöglichkeiten zum gegebenen Zeitpunkt der Erkrankung und der Onkologe über palliativmedizinische Möglichkeiten im Therapiesetting informiert sein.

22.1 Onkologie-Palliativ-Diagramm

Das Zusammenspiel zwischen Onkologie und Palliativmedizin ist häufig für die beteiligten Ärzte, Pflegekräfte und v. a. auch für die Patienten nicht einfach zu verstehen. Viele Menschen sind der Meinung, dass z. B. in Hospizen keinerlei onkologische Therapien mehr zu berücksichtigen sind, andere glauben, dass Patienten im frühen Stadium ihrer metastasierten Krebserkrankung noch keine Palliativmedizin benötigen würden. Um das Verständnis der komplexen Situation zu vereinfachen, haben wir in unserer Arbeitsgruppe das *onkologisch-palliativmedizinische Diagramm entwickelt*, in dem der Stand des Patienten und der Anteil der erforderlichen Palliativ- und onkologischen Therapie leicht abgelesen werden können.

So ist im Bereich der adjuvanten Situation, also einer Situation, in der Therapien eingesetzt werden, die zur Heilung des Patienten führen, Palliativmedizin nicht erforderlich. Am Lebensende dagegen spielt allein nur noch die Palliativmedizin eine Rolle.

In der palliativen Therapiesituation ist keine Heilung mehr möglich. Im Diagramm verläuft der Weg des Patienten von links oben nach rechts unten, dargestellt in der **Abbildung 22-1**. Die Lebenszeit hängt entscheidend vom Ansprechen der eingesetzten Systemtherapie ab. Dies ist an den beiden folgenden Diagrammen in den **Abbildung 22-2** und **22-3** leicht an der Neigung der Lebenslinie des Patienten zu erkennen, sie kann bei Ansprechen der Therapie flacher, bei Nichtansprechen der Therapie steiler verlaufen.

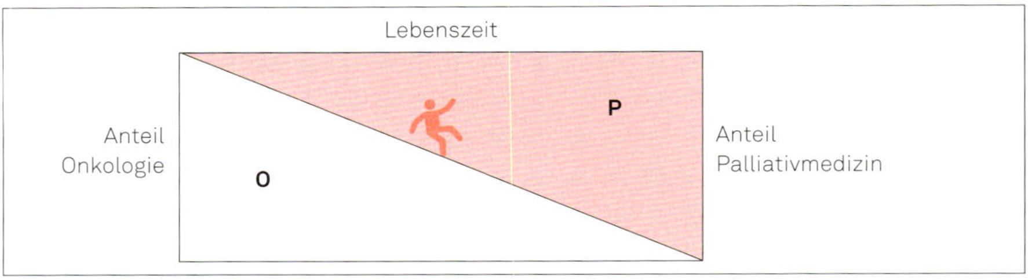

Abbildung 22-1: Die Lebenszeit eines betroffenen Patienten in der palliativen Versorgung ohne Heilungschancen (Eigendarstellung)

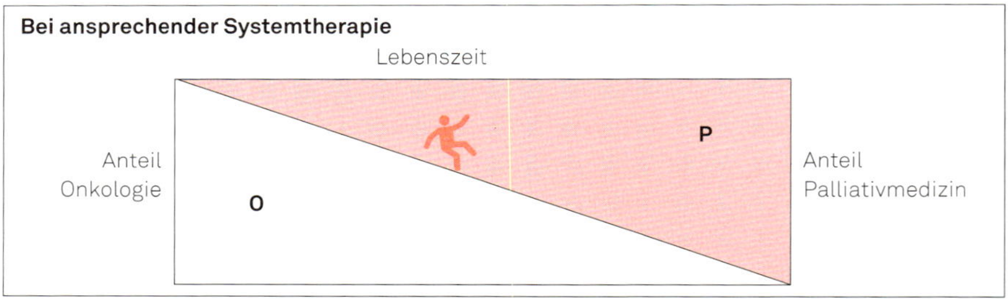

Abbildung 22-2: Die Lebenszeit hängt entscheidend vom Ansprechen der eingesetzten Systemtherapie ab. Bei Ansprechen auf eine Systemtherapie kann die Lebenslinie eines Patienten flacher verlaufen (Eigendarstellung)

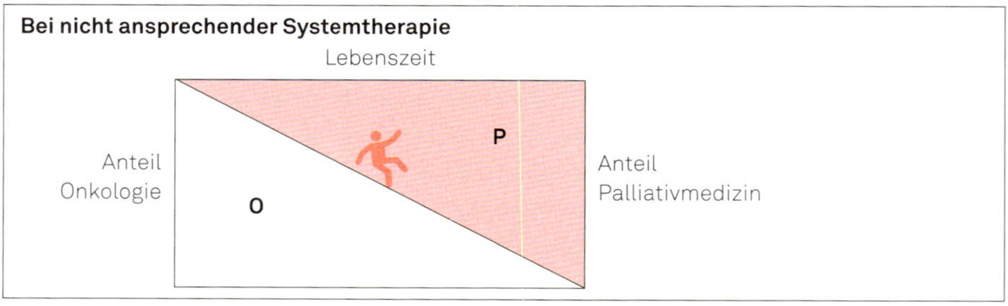

Abbildung 22-3: Die Lebenslinie eines Patienten bei Nichtansprechen auf eine Systemtherapie – sie verläuft steiler im Gegensatz zu der Lebenslinie in Abbildung 22-2 (Eigendarstellung)

22.2 Onkologie-Palliativ-Diagramm: Beispiel einer Mammakarzinom-Patientin

Gehen wir anhand des Beispiels Mammakarzinom unser Diagramm einmal durch, wie es in der nachfolgenden **Abbildung 22-4** dargestellt ist. Man kann anhand der eingezeichneten Pfeile erkennen, inwieweit sich das Verhältnis Palliativmedizin zu onkologischer Therapie im Verlauf der Erkrankung verschiebt.

Der Einsatz der palliativmedizinischen Therapien ist bereits beim Auftreten der ersten Metastase und damit einer primär nicht heilbaren Situation erforderlich. In dieser Phase ist z.B. das Haupteinsatzgebiet der Palliativmedizin in Gesprächen über Prognose, Lebenssituation und Verständnis der Therapie zu sehen.

Im Verlauf der Erkrankung wird die Palliativmedizin einen immer größeren Raum in der Gesamtbehandlung des Patienten einnehmen. Aber auch zum Lebensende hin gibt es durchaus Situationen, in denen auch onkologische Therapien verfügbar sein müssen. Ein gutes Beispiel sind hierfür singuläre Skelettmetastasen, die durch eine einmalige Bestrahlung behandelt werden können und zu einer deutlichen Schmerzreduktion und Einsparung von Schmerzmitteln führen oder auch die intrathekale Gabe von Zytostatika bei Auftreten von Tumorzellen im Liquorraum. Die **Abbildung 22-4** verdeutlicht den Therapieverlauf und die Konsequenzen:

1. Adjuvante Situation (kurativer Ansatz)
   (nur onkologische Therapie/keine Palliativtherapie)
2. Auftreten von Metastasen
   Systemtherapie (hoher Anteil)
   Beginn Palliativmedizin (palliative Therapiesituation, keine kurative Therapie mehr möglich)

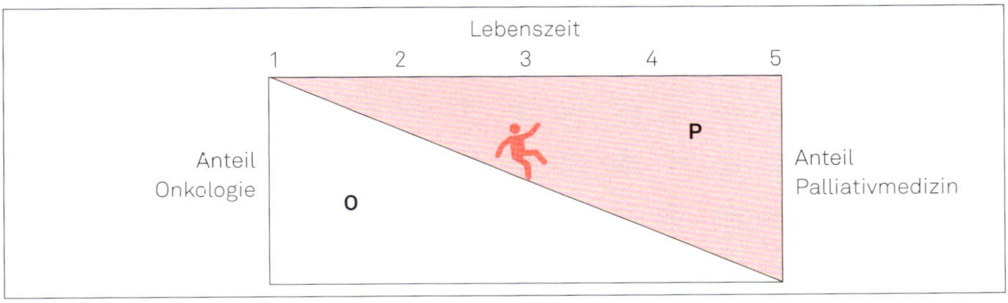

Abbildung 22-4: Das Onkologie-Palliativ Diagramm am Beispiel einer Patientin mit Mammakarzinom: das Verhältnis Palliativmedizin zu onkologischer Therapie verschiebt sich im Verlauf der Erkrankung (Eigendarstellung)

3. Progress Metastasen
   Zunahme der palliativen Therapiesituation (Systemtherapie noch sinnvoll)
4. Weiterer Progress (Resistenz auf Systemtherapie, aber bestimmte Therapieformen, z. B. Strahlentherapie bei Skelettmetastasen oder Chemotherapie bei Meningeosis sinnvoll)
5. Keine onkologische Therapie mehr sinnvoll (reine Palliativsituation)

Das von uns entwickelte Diagramm möchte die enge Verzahnung zwischen Onkologie und Palliativmedizin unterstreichen und die Notwendigkeit beider Gebiete zu jedem Zeitpunkt der Therapie eines Tumorpatienten zeigen.

23
Palliativmedizin

Viele Patienten glauben, dass Palliativmedizin nur ein Teilgebiet der Medizin für todkranke Patienten und vielleicht gerade noch für die Angehörigen darstellt. Um die Palliativmedizin und ihre Bedeutung im Ganzen zu erfassen, müssen wir uns mit dem Stellenwert der Palliativmedizin in unserer Gesellschaft befassen.

Handelt es sich – wie viele Menschen glauben – bei der Palliativmedizin wirklich um eine reine Sterbemedizin? Sind Palliativpatienten Sterbende? Doch wohl kaum.

Palliativmedizin ist viel mehr als die bloße medizinische Versorgung von Patienten, deren Lebenszeit aufgrund einer schweren, chronischen Erkrankung begrenzt ist. Sie umfasst deren ganzheitliche Betreuung, also auch psychologische, soziale und spirituelle Aspekte. Hinzu kommt noch die gleichzeitige Betreuung der Angehörigen des Patienten, die nicht nur in der Erkrankungsphase, sondern auch über dessen Tod hinaus erfolgt. Demnach umfasst die Palliativmedizin nicht nur Ärzte und Pflegekräfte, sondern auch Seelsorger, Psychologen, Sozialarbeiter und Hospizhelfer.

Zur optimalen Betreuung des Patienten bilden eine gemeinsame Teamarbeit und ein ständiger Gedankenaustausch eine unverzichtbare Grundlage.

Fallbericht

Um zu zeigen, wie wichtig und unverzichtbar eine gute Zusammenarbeit in der Betreuung Schwerstkranker ist, folgender Fallbericht:

Maria suchte mich mit 19 Jahren zum ersten Mal in unserer Praxis auf. Sie fühlte sich seit einiger Zeit schlapp und müde, der Hausarzt veranlasste ein Blutbild, dessen Ergebnis Sorgen bereitete. Zu Recht, denn nach der Auswertung des Differenzialblutbildes stand fest, Maria litt an einer akuten Leukämie. Eine Erkrankung, die unbehandelt in kürzester Zeit zum Tode führt. Noch am selben Tag fuhren Maria und ihre Eltern ins Krankenhaus nach München zur Chemotherapie. Wir hatten Glück, Maria erreichte eine Vollremission, das heißt, die Leukämie verschwand.

Zu den notwendigen Erhaltungschemotherapien stellte sich Maria in den nächsten zwei Jahren regelmäßig bei uns in der Praxis vor. Sie hatte ihre Erkrankung körperlich und psychisch sehr gut überstanden. Im Laufe der Zeit entwickelte sie zu unseren Arzthelferinnen und Krankenschwestern und insbesondere zu unserer MTA, die ihre Blutbilder immer zusammen mit ihr ansah, ein sehr freundschaftliches Verhältnis.

Doch kurz vor Abschluss der Chemotherapiezyklen zeigte eine im Rahmen des Vorsorgeprogramms durchgeführte Knochenmarkpunktion ein Rezidiv, d.h. die Leukämie war zurückgekehrt.

Ein schwerer Schlag für dieses lebenslustige und unbeschwerte Mädchen, das sich selbst so oft an Knochenmarkaustestungs-Aktionen der Selbsthilfegruppe Leukämie beteiligt hatte.

Nach Erhalt des Laborergebnisses wurde Maria nicht nur von ihren Eltern, sondern v.a. auch von Mitgliedern unserer Selbsthilfegruppe, von der Dorfgemeinschaft und der Landjugend aufs Äußerste unterstützt. Das war auch bitter nötig, denn auf die nächste Chemotherapie folgte eine Knochenmarktransplantation.

Das Knochenmark wurde zwar angenommen, im weiteren Verlauf stellten sich aber viele Komplikationen ein, die mit einem wochenlangen Krankenhausaufenthalt im Einzelzimmer verbunden waren. Und als Maria das Krankenhaus verließ, war zwar die Leukämie verschwunden, aber Maria musste wegen einer schweren Nierenkomplikation an die Dialyse. Dreimal pro Woche fuhr sie zur Dialyse, dreimal pro Woche kam sie zur Chemotherapie, Bluttransfusion oder Blutbildkontrolle in die Praxis.

Immer wieder diskutierten wir die Frage nach dem „Warum". Die Frage, auf die es keine Antwort gibt.

Arzthelferinnen und Schwestern kümmerten sich rührend um Maria, für sie gab es keine Wartezeiten mehr, für sie war immer jemand zum Reden zur Stelle. Wir versuchten, ihr den Aufenthalt so schön wie möglich zu gestalten. Freunde kamen in die Praxis, um mit ihr die Zeit der Behandlungsdauer zu verbringen.

Leider fiel uns die schwere Aufgabe zu, nach kurzer Zeit Maria und ihre Eltern über ein erneutes Rezidiv zu informieren. Nach Rücksprache mit der Knochenmarktransplantations-Ambulanz wurde von einer weiteren aggressiven Therapie Abstand genommen.

Alle folgenden Therapieabschnitte standen unter dem Zeichen der Palliativmedizin. Eine schwere Zeit für uns alle! Eine Zeit der Gespräche mit Maria, ihren Eltern, der Selbsthilfegruppe, dem Praxisteam und den beteiligten Ärzten.

Maria wurde zusehends schwächer und musste nun täglich von ihrer Mutter in die Praxis begleitet werden. Doch immer lächelte sie, immer noch hatte sie Freude am Leben, immer noch strahlte sie Zuversicht aus.

Eines Tages klagte sie über zunehmende Sehstörungen. Der behandelnde Augenarzt war sofort bereit, Maria in unserer Praxis zu untersuchen, um ihr einen weiteren Weg zu ersparen. Keine Selbstverständlichkeit! Wir waren ihm damals sehr dankbar für sein großzügiges Angebot.

Leider zeigte sich ein Befall der Netzhaut durch Leukämiezellen. Maria erblindete zusehends.

Hinzu kam ein schwerer gastrointestinaler Infekt, und so standen wir eines Tages vor der Frage: Ist die Weiterführung der Dialyse sinnvoll?

Immer wieder diskutierten wir die Frage zusammen mit der behandelnden Nephrologin, und als es zu einer weiteren Verschlechterung des Allgemeinzustandes kam, der Blutdruck ständig am Absinken war, entschlossen wir uns zum Abbruch der Dialyse. Trotz zahlreicher eigener Termine kam die Nephrologin zu uns in die Praxis, um mit mir zusammen mit der Mutter des Mädchens zu reden.

Zu Maria ging ich allein. Es waren keine großen Worte notwendig. Wir kannten uns lange genug und ihre Frage: „Darf ich jetzt endlich ausruhen?" ließ keinen Zweifel offen. Für die Mutter war die Entscheidung zum Abbruch der Dialyse sehr viel schwieriger zu ertragen. Denn Abbruch hieß, den sicheren Tod ihres Kindes zu akzeptieren. Nochmals halfen alle zusammen. Der Hausarzt besuchte Maria mehrmals täglich. Die Dorfgemeinschaft, Landjugend und Freunde unterstützten Marias Eltern bei der aufopfernden Pflege. Mitglieder der Selbsthilfegruppe standen jederzeit für Gespräche bereit und so starb Maria zu Hause im Bett ihrer Eltern, umgeben von ihren Eltern, Geschwistern und Freunden.

Ein trauriges Schicksal, und doch bleibt die Erinnerung an eine Zusammenarbeit vieler engagierter Menschen, denen viel daran gelegen war, Maria nicht nur ein schönes Leben, sondern auch einen würdigen Tod zu bereiten.

Wie schwierig die praktische Ausführung der Palliativmedizin bereits im medizinischen Bereich ist, zeigt das Problem der Durchführung einer adäquaten Schmerztherapie.

Wie bereits Albert Schweitzer treffend beschrieb „stellt der Schmerz für den Patienten häufig eine schlimmere Fessel dar als die Krankheit selber" (Schweitzer, 1995, S. n).

Und wenn man bedenkt, dass seit über 100 Jahren mit Morphium ein potentes Mittel verfügbar ist und der Morphinverbrauch in Deutschland dagegen nur knapp über dem der Entwicklungsländer liegt, wird die Bedeutung und der Stellenwert einer breit gefächerten Palliativmedizin mehr als deutlich.

Macht, Vermögen, hohe Leistungsfähigkeit und eine genormte Schönheit stehen in unserer Gesellschaft im Vordergrund. Gesundheit – sowohl körperlicher als auch seelischer Art – wird als reine Selbstverständlichkeit betrachtet, denn sie ist ja unbedingte Voraussetzung, um in unserer Gesellschaft als funktionsfähiges Mitglied zu existieren. Körperliche oder seelische Beeinträchtigungen, Krankheit und Tod gehören nicht zum Bild des modernen Menschen. Tiefere Werte wie Mitmenschlichkeit, Aufopferung und Liebe finden dabei kaum einen Platz. Diese Haltung ist nicht nur ein Problem der heutigen modernen Gesellschaft, sondern reicht schon weit in die Antike zurück.

Bereits der römische Philosoph und Staatsmann Seneca erhob Klage über die dekadente und ignorante Lebensweise seiner Mitbürger (Seneca, 2023, S n):

„Während diese Menschen glauben zu leben, leben sie in Wirklichkeit ihren Tod, und während sie ein Lustleben führen und dem Körper, dem ‚schlechten Gesellen' dienen, dem Tod zu entfliehen glauben, rennen sie dabei immer mehr in den eigentlichen Tod, den Untergang ihres besseren Teils, hinein."

Der Tod wird dem Leben entfremdet, aus dem Leben entfernt. Ein Sterben zu Hause wird zur Seltenheit. Die Verabschiedung am offenen Sarg, früher noch selbstverständlich, ist heute mehr als ungewöhnlich.

Der Trend, Tote als Lebende zu schminken, nimmt zu. In Amerika sind einige Beerdigungsinstitute bereits dazu übergegangen, die Toten im 45°-Winkel komplett geschminkt aufzubahren, sodass die Angehörigen ihnen bequem vom Autofenster nochmals ein letztes Adieu zuwinken können.

Der Tod wird mit Leben verkleidet und nicht mehr akzeptiert, sodass eine Auseinandersetzung mit dem Tod nicht mehr möglich ist.

Die alten Griechen vermieden es tunlichst, ihre Todesgötter mit Namen zu nennen, um nicht in ihren Blickwinkel zu kommen. Sie gebrauchten stattdessen „theoi annonimoi" – die nicht zu nennenden Götter. Bis heute wird dieses Verhalten beibehalten.

Namen schwerer Krankheiten wie Krebs und Aids nimmt man gar nicht erst in den Mund – ein ähnliches Verhalten findet man bei der Bevölkerung des Mittelalters in Zusammenhang mit der Pest – und die Möglichkeit selbst einmal an einer so schweren Krankheit zu erkranken oder gar an ihr zu versterben, wird weit zurückgewiesen oder sogar aktiv verdrängt. Eine erstaunliche Leistung, wenn man bedenkt, dass heute jeder vierte bis fünfte Mitbürger an Krebs erkrankt.

Trifft eine schwere Krankheit den heutigen Menschen, wird dies als Ungerechtigkeit des Schicksals aufgenommen und führt meist zu Fassungslosigkeit oder Ratlosigkeit. Während ansonsten Gegensätze wie Sonne und Regen, warm und kalt als Selbstverständlichkeit akzeptiert werden, sieht die heutige Gesellschaft zwar „Glück" als selbstverständlich an, vergisst aber den Gegenspieler „Leid" dabei völlig. Palliativmedizin fordert nun nicht nur die ganzheitliche Versorgung des Patienten, sondern insbesondere auch seine gesellschaftliche Anerkennung.

Palliativstationen sind keine Sterbestationen, sondern sehen ihre Aufgabe vielmehr darin, schwerkranken Menschen den Weg zurück in ihr soziales Umfeld, in die Gesellschaft zu ermöglichen.

Die Gesellschaft und die Palliativmedizin

Solange aber
chronisch kranke Kinder wegen Überforderung der Lehrer von Schulen verwiesen werden,
krebskranken Patienten der Arbeitsplatz gekündigt wird,
krebskranke Familienmitglieder der Familie entfremdet werden,
Krebskranke plötzlich ohne Freunde dastehen,
so lange wird unsere Gesellschaft ein großes Problem mit der Palliativmedizin haben.

Dass es keineswegs unmöglich ist, diesen Zustand zu ändern, zeigen viele Beispiele:

- Nehmen Sie die Schule für Kranke, deren Mitarbeiter sich unermüdlich für die Rechte und die gesellschaftliche Gleichstellung behinderter und kranker Kinder einsetzen.
- Nehmen Sie die Arbeitgeber, die auch schwerstkranken Mitarbeitern noch eine adäquate Arbeitsstelle ermöglichen und so ihre soziale Integration sichern.
- Nehmen Sie all die Angehörigen, die Pflegedienste und die Hospizarbeiter, die vielen Menschen ein Sterben zu Hause ermöglichen.
- Nehmen Sie die Selbsthilfegruppen, die nicht nur der Information dienen, sondern häufig die Familie ersetzen.
- Nehmen Sie die Menschen, die einfach Verständnis zeigen und Bürokratie und Vorschriften außer Acht lassen können.

Hierzu ein Fallbericht

Während meiner fachärztlichen Ausbildung lernte ich Harald kennen, einen 20-jährigen Jugendlichen, der gerade sein Abitur gemacht hatte und wegen eines weit fortgeschrittenen Hodentumors auf meiner Station behandelt wurde. Haralds größter Wunsch war, Medizin zu studieren – ein Vorsatz, der aufgrund seiner noch zu erwartenden Lebensspanne unmöglich erschien. Obwohl er über seine

Erkrankung aufgeklärt war, redete er immer wieder darüber und machte sich große Sorgen über seine Wartezeit, denn sein Abiturdurchschnitt reichte bei Weitem nicht für den begehrten Studienplatz aus. Alle Gespräche mit Harald drehten sich nur um das Medizinstudium.

Eines Tages telefonierte ich mit dem Schulministerium in München mit einem Beamten, der eben eine Ausnahme war, denn er zeigte Verständnis für diesen Jungen. Dieser Mann erwirkte bei der ZVS einen Zulassungsbescheid für Harald.

Einige Tage später wurde Harald der Zulassungsbescheid ins Krankenhaus zugestellt und ich werde niemals dieses strahlende, von Krebs gezeichnete Gesicht vergessen, niemals die Begeisterung für ein Studium, das niemals begonnen werden sollte. Eine Woche später starb Harald mit dem Zulassungsbescheid direkt neben sich auf dem Nachttisch.

Ein Beispiel, das mit medizinischer Versorgung nichts zu tun hat, welches aber das Ziel der Palliativmedizin in seiner vollständigen Bedeutung klar umreißt. Leider ist die Palliativmedizin aber heute noch unmittelbar an das Engagement Einzelner geknüpft und keineswegs Allgemeingut.

Die Politik hat zwar Palliativmedizin als erforderlich erkannt, die finanzielle Förderung stellt sich aber insbesondere im ambulanten Bereich nach wie vor als sehr problematisch dar. So werden z. B. Pflegediensten, die unermüdlich in der Palliativversorgung ihrer Patienten tätig sind, Entschädigungskosten angeboten, die noch nicht einmal den Benzinbedarf für die oft weit zurückzulegenden Strecken decken.

Die Akzeptanz, Geldmittel in die Betreuung Schwerstkranker zu stecken, ist deutlich geringer, als dieselben Mittel z. B. für verbesserte Geburtsbedingungen in Deutschland zu verwenden.

Auf den ersten Blick zwei Gegensätze. Einerseits das Neugeborene – andererseits der schwerkranke, oft sterbende Mensch. Aber gleich ist die Hilflosigkeit, gleich ist das Bedürfnis nach Zuwendung und Liebe und gleich sind die katastrophalen Folgen, wenn menschliche Nähe und Geborgenheit fehlen.

Wie kann nun eine Lösung für die Einführung der Palliativmedizin in unserer Gesellschaft aussehen?

Seit über zehn Jahren existiert die Gesellschaft für Palliativmedizin, es werden seit der Hospizbewegung um Cicely Saunders Hospize und Palliativstationen geschaffen.

Es besteht die Möglichkeit für Fachärzte jeder Disziplin, durch entsprechende Weiterbildung die Zusatzbezeichnung „Palliativmedizin“ zu erlangen. Pflegekräfte können ihre Kenntnisse zur Palliativ-Care-Pflegekraft erweitern.

Bemühungen und Pläne zur Errichtung ambulanter, flächendeckender Palliativeinheiten sind im Gespräch. In Österreich existieren seit einigen Jahren, in Deutschland seit kurzem, Tageshospize, die zum einen den schwerkranken Patienten die Teilnahme am gesellschaftlichen Leben ermöglichen, zum anderen die pflegenden Angehörigen entlasten. Einem vergleichbaren Zweck dienen Palliativausflüge, die jedoch entsprechende pflegerische und ärztliche Begleitung voraussetzen.

Alle diese Bemühungen aber sind im Rahmen der heutigen Gesellschaft nur ein Tropfen auf den heißen Stein. Palliativmedizin kann nicht nur als eine Entwicklung in der Medizin verstanden werden, sondern stellt vielmehr einen Aufruf an die Änderung der Wertvorstellungen und Denkweise unserer Gesellschaft dar.

Palliativmedizin betrifft jeden von uns, denn die Forderung lautet:

- Gebt der Krankheit und dem Tod wieder Platz.
- Lasst zu, dass der Teil unseres Lebens, der neben der Geburt der entscheidendste und unausweichlichste ist, wieder Teil unseres Denkens und Alltags wird.
- Palliativmedizin kann und darf sich nicht nur auf diejenigen unter uns beschränken, die am Ende ihres Lebens stehen, sondern muss von uns allen gelebt werden, muss unser Leben mitbestimmen können.

Durch den zunehmenden Stellenwert der Palliativmedizin erhält unsere Gesellschaft, die den Tod als lästig verdrängt, wieder die Möglichkeit, das Leben in den Mittelpunkt zu rücken.

Palliativmedizin eröffnet uns allen die Möglichkeit, uns wieder auf unser eigenes Ich zu konzentrieren und uns statt von Macht und Geld wieder von Hoffnung, Wahrhaftigkeit und Liebe lenken zu lassen. Die Palliativmedizin kann, wenn wir es denn zulassen, die Rolle eines Lehrers für uns übernehmen. In diesem Zusammenspiel werden, wie E. Schuchart treffend bemerkte, „die Leidenden zu Lebenden – die Nichtleidenden zu Lernenden oder zumindest zu Lernbedürftigen" – und so hat die Palliativmedizin eine Dimension wechselseitigen Lernens (Eychmüller, 2020).

24
Behandlung im Voraus planen: Advance Care Planning (ACP)

Das Kapitel zeigt auf, welche medizinischen Maßnahmen am Lebensende angewendet werden und dürfen.

Durch kontinuierlichen medizinischen Fortschritt sind heute diagnostische und therapeutische Möglichkeiten gegeben, die vor einigen Jahren noch nicht denkbar waren. Viele Erkrankungen können geheilt werden. Auch gelingt es häufig bei guter Lebensqualität mit einer nicht heilbaren Erkrankung Monate bis hin zu Jahren zu leben. Diese ständig wachsenden Möglichkeiten führen bei vielen Menschen zu Ängsten vor möglichen „Übertherapien" am Lebensende. Auf der anderen Seite zeigen sich Unsicherheiten im Hinblick auf begrenzte Ressourcen unseres Gesundheitssystems, steigende Kosten und gesellschaftliche Veränderungen. Die Bereitstellung und den Zugang zu erforderlichen, gegebenenfalls auch aufwendigen und kostenintensiven Behandlungen, die möglicherweise in der letzten Lebenszeit angezeigt wäre, sehen Menschen gefährdet.

Das Hospiz- und Palliativgesetz (Bundesgesundheitsministerium, 2015), das 2015 verabschiedet wurde, greift das Konzept der „Behandlung im Voraus planen" auf (HPG § 132 g SGB V). Ziel des Konzeptes ist eine bessere Versorgung in der letzten Lebensphase. Menschen sollen so behandelt werden, wie sie es sich wünschen, auch wenn sie sich aktuell nicht mehr äußern können. Neben der Entscheidung, welche medizinischen Maßnahmen am Lebensende akzeptiert werden und gewünscht sind, werden auch Maßnahmen und Behandlungen ausgeschlossen, die nicht gewünscht sind. Die Beschreibung besonderer Wünsche an die pflegerische Versorgung, individuelle bedeutende religiöse, spirituelle, kulturelle und soziale Bedürfnisse und Gewohnheiten haben einen hohen Stellenwert und werden verbindlich festgelegt. Die Grundlage der *Vorausverfügung* ist die persönliche Werteanamnese. „Was ist mir in meinem Leben und Sterben wichtig? Was soll und was darf nicht getan werden?"

Im Gegensatz zu herkömmlichen Patientenverfügungen ist „Behandlung im Voraus planen“ konkreter, umfassender und präziser. Patientenverfügungen gelten nur für den unmittelbaren Sterbeprozess, den Zustand eines Wachkomas und den Zustand des irreversiblen (nicht umkehrbaren) fortgeschrittenen Hirnabbauprozess – also bei dauerhafter Nicht-Einwilligungsfähigkeit. Bei „Behandlung im Voraus planen“ werden Vorausverfügungen zur Behandlung und Betreuung in folgenden Situationen getroffen: bei akuter Einwilligungsfähigkeit, bei Einwilligungsunfähigkeit unklarer Dauer, z. B. nach einem schweren Schlaganfall und bei dauerhafter Einwilligungsunfähigkeit. In der Zukunft soll jeder Bürger die Möglichkeit und Begleitung zur Vorausverfügung erhalten (Gerhard, 2024).

Neben der individuellen Vorausverfügung bedarf es einer systematischen Implementierung. Das heißt: Jeder, der mit schwerkranken und sterbenden Menschen in Kontakt kommt bzw. kommen könnte – also neben Ärzten, Mitarbeitern aus Kliniken, Pflegeheimen, Polizei, Rettungsdienst, Feuerwehr, jeder Bürger, jede Bürgerin – sollte das Konzept und die entsprechenden Dokumente kennen, damit die Vorausverfügungen berücksichtigt und umgesetzt werden. Andere Länder wie Amerika, Australien oder Neuseeland verfügen über jahre- teils jahrzehntelange positive Erfahrungen mit *ACP (Advance Care Planning* – „Behandlung im Voraus planen“).

In Deutschland gibt es zahlreiche Bemühungen und Initiativen, wirksame Vorausverfügungen in unserer Gesellschaft flächendeckend zu etablieren.

25
„Letzte-Hilfe-Kurse“: Umsorgen schwerstkranker und sterbender Menschen

Untersuchungen belegen, dass ein großer Anteil der deutschen Bevölkerung zu Hause versterben möchte. Tatsächlich verbringen aber zwei Drittel ihre letzte Lebenszeit nicht an dem Ort, den sie sich wünschen. Drei Viertel der Deutschen versterben im Krankenhaus oder Pflegeheim. Nur etwa 30 % der Schwerkranken und Sterbenden haben Zugang zu einer kompetenten Palliativversorgung, deren Ziel es ist, bei einer nicht heilbaren, fortgeschrittenen und fortschreitenden Erkrankung, belastende Symptome zu lindern und die Lebensqualität in der verbleibenden Lebenszeit zu erhalten oder zu verbessern. Der Bedarf einer palliativen Behandlung und Begleitung liegt hingegen deutlich höher.

„Letzte-Hilfe-Kurse“ wollen Angehörige, Bürgerinnen und Bürger – Betroffene und „Noch-nicht-Betroffene“ – ermutigen und unterstützen, schwerkranke Menschen zu Hause zu betreuen und zu begleiten – an dem Ort, den die meisten von uns sich für ihr Lebensende wünschen. Neben gezielten, gut verständlichen Informationen werden konkret Ansprechpartner und Unterstützungsmöglichkeiten aufgezeigt. Hilfreiche Anregungen und praktische Tipps zeigen, dass auch „Nicht-Professionelle“ einen wichtigen Beitrag zur Versorgung und Begleitung am Lebensende leisten können (Prein, 2019; Bollig, 2020). Die Kurse bestehen aus vier Modulen:

- Sterben als Teil des Lebens
- Vorsorgen und Entscheiden
- Körperliche, psychische, soziale, existenzielle Nöte lindern
- Abschied nehmen.

Der Austausch in der Gruppe und die Erfahrungen der Kursleiter, aber auch verschiedener Teilnehmer, ermutigen und ermöglichen, Unsicherheiten und gegebenenfalls sogar Ängste vor „Dem-was-auf-mich-zukommt“ in einem geschützten Rahmen aussprechen zu können.

26
Spezialisierte ambulante Palliativversorgung (SAPV)

Die spezialisierte ambulante Palliativversorgung (SAPV) wurde im Jahr 2007 ins Sozialgesetzbuch V eingeführt. Sie soll die Lebensqualität und Selbstbestimmung schwerstkranker Menschen erhalten, fördern und verbessern sowie ein menschenwürdiges Leben bis zum Tode ermöglichen.

Die Leistung der SAPV wird von Palliativ-Care-Teams erbracht. Hierzu gehören speziell in Palliativmedizin ausgebildete Ärzte und Krankenschwestern sowie Sozialarbeiter, Seelsorger und Hospizvereine.

Die Leistungen der SAPV werden von den Krankenkassen übernommen und können zusätzlich zu den Leistungen der Pflegedienste angefordert werden. Einen Antrag darauf kann jeder der Ärzte, der den Patienten behandelt, bei der entsprechenden Krankenkasse einreichen. Die SAPV besitzt einen 24-Stunden-Rufdienst und begleitet nicht nur den Erkrankten, sondern auch seine Angehörigen. Die SAPV kann als alleinige Beratungsleistung oder als Koordinationsleistung angefordert werden. Sollte es erforderlich sein, ist eine additiv unterstützende Teilversorgung oder eine vollständige Patientenversorgung möglich. Um im Notfall auch eine zeitnahe, adäquate, stationäre Versorgung zu gewährleisten, ist eine enge Zusammenarbeit zwischen SAPV und Palliativstationen notwendig.

27
Stationäres Hospiz

Unter einem stationären Hospiz versteht man eine Institution, in der austherapierte Patienten bis zu ihrem Lebensende gepflegt und psychologisch betreut werden können.

Im Gegensatz zur Palliativstation ist beim Hospiz die Anwesenheit eines Arztes nicht kontinuierlich erforderlich. Die Betreuung der Patienten erfolgt durch entsprechend ausgebildetes Pflegepersonal, das von Hospizhelfern unterstützt wird. Die ärztliche Versorgung der Patienten übernehmen in der Regel Hausärzte, in eher seltenen Fällen auch Hämatologen/Onkologen, Palliativmediziner oder die SAPV.

Leider verfügt Deutschland immer noch über zu wenig Hospize, sodass nach wie vor ein Großteil der Tumorpatienten, die im Finalstadium nicht von der Familie versorgt werden können, ins Pflegeheim eingewiesen werden müssen. Dabei sind nach dem heutigen Stand nur wenige Pflegeheime in der Lage, ihre Pfleger entsprechend auszubilden bzw. zu schulen, sodass insbesondere bei Tumorpatienten und den für sie erforderlichen Schmerz- und Ernährungstherapien eine Überforderung der Altenpflege vorherrscht (Kostrzewa & Gerhardt, 2010).

28
Tageshospiz

Neben bereits etablierten palliativmedizinischen Versorgungsstrukturen wie SAPV, Palliativstationen oder stationäre Hospize, stellen Tageshospize in Deutschland noch eine relativ junge Versorgungsform dar. Als wesentlicher Unterschied gegenüber stationären Hospizen handelt es sich bei Tageshospizen um ambulant ausgerichtete Versorgungsstrukturen in der Palliativmedizin, weshalb der Patient bei Nutzung von diesen weiterhin in seiner gewohnten häuslichen Umgebung verbleiben kann. Tageshospize richten sich dabei an Patienten mit einer weit fortgeschrittenen, unheilbaren Erkrankung. Sie sind dabei nicht exklusiv auf Patienten mit einer malignen Tumorerkrankung beschränkt, sondern grundsätzlich für alle Patienten mit einer Erkrankung in der Endphase geöffnet; es können also auch Patienten mit z.B. einer schweren Herzinsuffizienz oder COPD in ein Tageshospiz aufgenommen werden.

Primäre Ziele von Tageshospizen stellen dabei unter anderem folgende Aspekte dar:

- Verbesserung der Lebensqualität der Patienten
- Soziale Reintegration
- Entlastung der Angehörigen
- Förderung des Selbstwertgefühls der Patienten.

Neben den Vorteilen müssen für die Nutzung von Tageshospizen aber auch gewisse Voraussetzungen erfüllt sein. Diese umfassen dabei folgende Punkte:

- Ausreichende körperliche und geistige Verfassung
- Keine Erkrankungen, durch welche weitere Gäste des Tageshospizes gefährdet werden könnten
- Bestätigung der Kostenübernahme durch die Krankenkassen
- Sichere und ausreichende Versorgung der Patienten in der häuslichen Umgebung.

Die Angebote in einem Tageshospiz können je nach Ausrichtung variieren. Diese können von Einzel-/Gruppentherapien (z.B. Aromatherapie, Maltherapie, Gemeinschaftsaktivitäten, Wellness Programme, Physiotherapie, Ernährungstherapie, Wundpflege, Psychotherapie) bis hin zu organisierten Ausflügen (Adventure therapy) reichen.

Die Versorgung der Patienten erfolgt durch speziell ausgebildete palliative care Pflegekräfte. Ärztliche Visiten können je nach Ziel und Vernetzung des jeweiligen Tageshospizes zusätzlich erfolgen.

Die Anmeldung der Patienten erfolgt dabei durch die behandelnden Ärzte (z.B. Hausarzt oder Hämatologe/Onkologe).

In der **Abbildung 28-1** sind die einzelnen Phasen der Tageshospiznutzung mit entsprechenden wichtigen Unterpunkten dargestellt.

CAVE

Vor Aufnahme in ein Tageshospiz muss eine Genehmigung der Krankenkassen vorliegen. Eine automatische Übernahme der Kosten ist nicht gegeben.

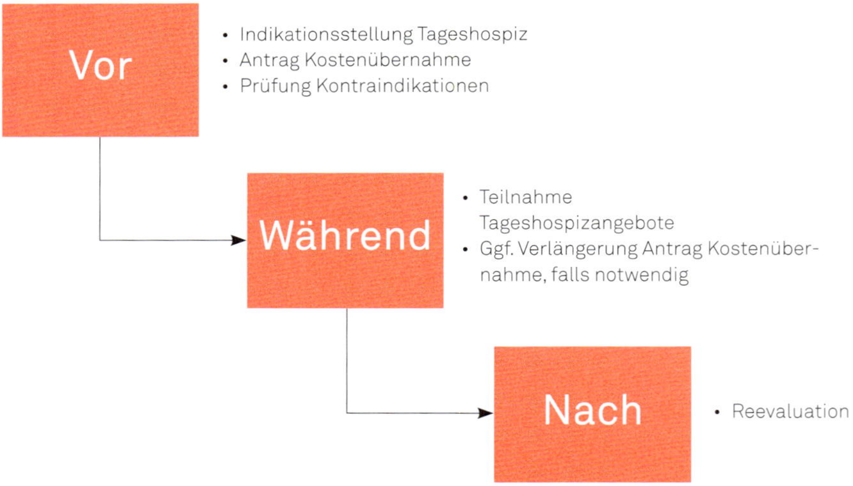

Abbildung 28-1: Schematische Darstellung der einzelnen Phasen (vor, während und nach der Tageshospiznutzung) mit entsprechenden wichtigen Unterpunkten (© Buchautoren)

29 Selbsthilfegruppen

Den Selbsthilfegruppen kommt eine besondere Bedeutung zu. Hier finden sich gleichermaßen betroffene Menschen zusammen, die im Rahmen der Gruppe ihre Erfahrung über die Erkrankung oder die Therapien austauschen können.

Selbsthilfegruppen können je nach Struktur sehr hohen informellen Wert besitzen. Auch können gut organisierte Selbsthilfegruppen häufig eine Art Familienersatz für den jeweils betroffenen Menschen sein. Allerdings ist eine Selbsthilfegruppe nicht für jeden Patienten der geeignete Informationsort, da für einige Patienten das Zusammentreffen mit gleich Erkrankten zu einer psychischen Belastung führen kann. Jeder Patient sollte sich mit einer Selbsthilfegruppe vor Ort in Verbindung setzen und durch einen Informationsbesuch austesten, ob er mit dieser Struktur zurechtkommt oder nicht.

30 Informationsmöglichkeiten für den Tumorpatienten

Informationsmöglichkeiten für den Tumorpatienten bieten v.a. der behandelnde Onkologe und Hausarzt sowie Informationsbroschüren, die im Allgemeinen in der betreuenden medizinischen Einrichtung ausliegen. Empfehlenswert sind auch Patienteninformationsplattformen, wie die der European Society for Medical Oncology (ESMO) oder der Deutschen Gesellschaft für Hämatologie und medizinische Onkologie (DGHO), hier insbesondere die Seite „Junge Erwachsene mit Krebs" der „Deutschen Stiftung junge Erwachsene mit Krebs" (2024).

Eine zunehmende Bedeutung als Informationsquelle stellt das Internet dar. Dies bietet auf der einen Seite für den Patienten eine schnelle und umfassende Information, stellt auf der anderen Seite aber sehr häufig für den Patienten eine Überforderung dar. Im Internet kann nicht auf das einzelne Individuum eingegangen werden, sondern es werden nur durchschnittliche Zahlen, z.B. in Bezug auf das Überleben genannt, was nicht selten bei einem Patienten, der von einer entsprechenden Krankheit betroffen ist und sich im Internet informiert hat, zu massiven psychischen Krisen führen kann. Vor allem nehmen Fake-News und unsolide, oft kostspielige Angebote im Internet zu. Diese beziehen sich nicht nur auf die Therapie-, sondern auch auf diagnostische Möglichkeiten. Leider wird zudem vor Standardtherapien gewarnt. Dies führt nicht nur zur Verunsicherung des Patienten, sondern auch zur Therapieverzögerung oder Ablehnung sinnvoller Therapiemaßnahmen. Ein offenes, vertrauensvolles Gespräch mit dem betreuenden Arzt oder der betreuenden Pflegekraft sollte diesbezüglich stets angeboten werden und kann häufig sehr hilfreich sein.

Ein weiterer kritischer Punkt stellt bei Nutzung des Internets die fehlende Filterung zwischen validen Daten (auf Basis von wissenschaftlichen Untersuchungen) und nicht-validen Aussagen/Informationen dar. Beispiel: Bei Eingabe der Ursachen von Kopfschmerz kommt relativ schnell der Begriff Hirntumor, obwohl dies zu den eher unwahrscheinlicheren Ursachen zählt. Trotzdem ist der Patient dadurch schnell und relevant verunsichert. Es sollten daher immer, auch und insbesondere dann, wenn Informationen aus dem Internet erhalten worden sind, diese Informationen mit einer entsprechenden Fachperson (z. B. Onkologe) besprochen werden.

31 Onkologierelevante Regelungen in der gesetzlichen Krankenversicherung

Das Kapitel beschreibt Hilfeleistungen, die ein Tumorpatient bei seiner gesetzlichen Krankenkasse (GKV) beantragen kann und welche Voraussetzungen gegeben sein müssen.

Fahrtkosten

Fahrtkosten werden erbracht, wenn sie zur Erlangung einer Leistung der GKV erforderlich sind. Welches Fahrzeug benutzt werden kann, richtet sich nach der medizinischen Notwendigkeit im Einzelfall. Dies gilt insbesondere für die Fahrten zur stationären Behandlung. Fahrtkosten zur ambulanten Behandlung dürfen nur in Ausnahmefällen genehmigt werden. Eine solche Ausnahme stellen z. B. Serienbehandlungen wie intravenöse antiproliferative Therapien und Strahlentherapie dar. Fahrten zur Kontrolle oraler Tumortherapien werden aktuell nur in Einzelfällen erstattet. Fahrtkosten werden nur bis zur nächstgelegenen Behandlungseinrichtung erstattet. Ist die Behandlungseinrichtung nicht auf den „ersten Blick“ als nächstgelegen zu erkennen, so erfolgt eine medizinische Prüfung durch den Medizinischen Dienst der Krankenversicherung (MDK).

Beispiel: Die Praxis ist aufgrund der Erkrankung der Meinung, dass eine Bestrahlung in der Universitätsklinik zu einem besseren Ergebnis führt als im örtlichen Krankenhaus; der Patient benötigt dann eine ausführliche medizinische Begründung als Basis für die Entscheidung des MDK.

Pro Fahrt hat der Patient eine Zuzahlung von 10 % der Kosten zu erbringen. Die Untergrenze für diese Zuzahlung liegt bei 5 Euro und die Höchstgrenze bei 10 Euro. Unter bestimmten Voraussetzungen können Patienten von der Zuzahlung befreit werden.

Erfolgen die Fahrten durch einen Angehörigen, kann bei den Krankenkassen ein Antrag auf Fahrkostenerstattung gestellt werden.

Zuzahlungsbefreiung

Zuzahlungen für Medikamente, Heilmittel, Hilfsmittel, Fahrtkosten und stationäre Aufenthalte sind vom Patienten jährlich nur bis zur Summe einer sogenannten „Belastungsgrenze“ zu erbringen. Diese Grenze liegt generell bei 2% seiner Bruttoeinnahmen zum Lebensunterhalt. Neben den verschiedenen Einkunftsarten werden auch geldwerte Leistungen aus Übergabeverträgen, z. B. kostenlose Unterkunft, berücksichtigt. Bei der Ermittlung der Einkünfte und geleisteten Zuzahlungen wird der Patient zusammen mit seinen im gemeinsamen Haushalt lebenden Angehörigen veranlagt., pro Angehörigen wird ein gewisser Betrag angerechnet, für den ersten sind dies 2024 z. B. 6363 Euro. Dieser Betrag wird regelmäßig angepasst.

Für Patienten mit sehr geringem Einkommen gilt derzeit dennoch eine Mindestbelastungsgrenze von 135,12 Euro, auch wenn sich bei der Berechnung ein niedrigerer Betrag ergäbe. Wichtig für den Patienten: Die einzureichenden Quittungen müssen ihm und seinen Angehörigen eindeutig zugeordnet werden können.

Hilfsmittel

Vorrangig ist hier die Versorgung mit Perücken und Orthesen zu nennen. Zum Bezug von Hilfsmitteln benötigt der Patient eine entsprechende Verordnung, welche er beim Leistungserbringer vorlegt (eine Vorlage bei der Krankenkasse ist zunächst nicht erforderlich).

Orthesen werden direkt vom Sanitätshaus bezogen, welches die Formalitäten mit der Krankenkasse abwickelt. Es ist eine Zuzahlung von 10% zu entrichten. Beachten Sie hierzu den Abschnitt zur Zuzahlungsbefreiung.

Perücken können von manchen Leistungserbringern direkt mit der Kasse abgerechnet werden, während andere eine Rechnung an den Versicherten stellen. Solche Rechnungen können bei den Krankenkassen zur Erstattung eingereicht werden. Die Erstattungssätze für Perücken sind von Krankenkasse zu Krankenkasse sehr unterschiedlich (unter 200 Euro bis komplette Kostenübernahme). Während die Kosten für Kinder und Frauen ganz oder teilerstattet werden, sollte bei Männern gegebenenfalls eine vorherige Beratung durch die Krankenkasse erfolgen.

Rehabilitation

Die onkologische Rehabilitation nach § 31 SGB VI läuft über die gesetzliche Rentenversicherung. Die Anträge sind auch in den meisten Krankenkassen vorrätig.

Krankengeld

Patienten haben einen Anspruch auf Krankengeld (KG), wenn die Erkrankung sie arbeitsunfähig macht. Generell beginnt das KG nach Ablauf der Lohnfortzahlung durch den Arbeitgeber. Dies sind in der Regel sechs Wochen. Die Leistung beträgt 70 % des Bruttoarbeitsentgelts, jedoch höchstens 90 % des Netto. Bis zum Ablauf der Lohnfortzahlung sind Arbeitsunfähigkeitsbescheinigungen auszustellen. Für das Krankengeld benötigt der Patient Auszahlungsscheine seiner Krankenversicherung. Die Zahlung erfolgt immer rückwirkend vom Tag, an dem der Schein abgestempelt ist, bis zum Tag, für den zuletzt eine Zahlung erfolgte. Während von der Rentenversicherung erbrachten stationären Aufenthalten ruht das Krankengeld zugunsten des Übergangsgeldes des Rentenversicherungsträgers.

Haushaltshilfe

Patienten, die den Haushalt aufgrund einer stationären Behandlung nicht weiterführen können, erhalten von der gesetzlichen Krankenversicherung Haushaltshilfeleistungen. Voraussetzung dafür ist, dass ein Kind unter 12 Jahren im Haushalt versorgt werden muss. Eine Leistung kommt nur zustande, wenn keine weiteren im Haushalt lebenden Personen oder Angehörige bis zum zweiten Grad (z.B. Oma, Tante, Geschwister) einspringen können. Die Leistung kann durch professionelles Vertragspersonal erbracht werden. Die Krankenkasse erstattet 11 Euro der nachgewiesenen Auslagen pro Stunde, maximal 88 Euro pro Tag (Stand 2024). Bei Ehegatten kann auch ein anteiliger Verdienstausfall geleistet werden. Die Zuzahlungen betragen 10 % und liegen stets zwischen 5 Euro und 10 Euro am Tag. Eine Berücksichtigung bei der Zuzahlungsbefreiung ist möglich. Ist die Versorgung des Haushalts aufgrund einer ambulanten Behandlung oder des Gesundheitszustandes nicht möglich, so gibt es bei den Krankenkassen unterschiedliche Satzungsleistungen.

32 Schwerbehindertenausweis

Der Schwerbehindertenausweis legt den Grad der bestehenden Behinderung fest. Er muss beim zuständigen Versorgungsamt beantragt werden. Es empfiehlt sich, einige Antragsformulare in der Praxis vorrätig zu halten, da man sie dann den Patienten direkt mitgeben kann. Ab einem Grad der Behinderung von 50 % bieten sich für den Patienten Vorteile wie Steuerermäßigung, Erhöhung der Urlaubstage und Kündigungsschutz. Zusätzlich können noch Merkzeichen beantragt werden. Für die onkologischen Patienten sind v.a. Merkzeichen B (Begleitperson) und aG (außergewöhnliche Gehbehinderung) wichtig.

33
Studien – ein erster Einblick

Neuentwickelte Arzneimittel sowie auch Medizinprodukte bedürfen einer klinischen Prüfung, bevor sie im klinischen Alltag normal eingesetzt werden dürfen. Diese ist dazu bestimmt, die Sicherheit des Arzneimittels zu gewährleisten und einen pharmakologischen Nutzen nachzuweisen, aber sie dient auch dazu mögliche Nebenwirkungen festzustellen. Dabei werden die Patienten engmaschig kontrolliert, um das Risiko für den Patienten so gering wie möglich zu halten.

Um dem Patienten eine bestmögliche medizinische Versorgung zu gewähren, sind klinische Studien eine gute Möglichkeit. Diese werden in verschiedene Phasen aufgeteilt, von denen jede Phase unterschiedliche Schwerpunkte als Ziel hat, und erfolgen alle nach einem genau festgelegten und durch Ethikkommissionen genehmigten Prüfplan. Nachfolgend ein Kurzüberblick zu den einzelnen Phasen klinischer Studien:

Phase I

Studie an gesunden Menschen. In dieser Phase werden neue Arzneimittel zum ersten Mal an freiwilligen Probanden angewandt. Hierbei wird die Verträglichkeit des Wirkstoffs, dessen Aufnahme im menschlichen Körper sowie der Wirkweise des Medikaments untersucht. Eine Ausnahme bilden beispielsweise Studien zu neuen Krebsmedikamenten. Aus ethischen Gründen und da es zu schwerwiegenden unerwünschten Nebenwirkungen kommen kann, werden diese Medikamente nicht an gesunden Probanden getestet, sondern können aufgrund eines möglichen positiven therapeutischen Effektes bereits in dieser frühen Phase an erkrankten Patienten angewandt werden.

Phase II

Wirksamkeit und Verträglichkeitsprüfung. Diese Phase ist in der Regel die erste Prüfung am entsprechend erkrankten Patienten. Es wird untersucht, ob der Arzneistoff für die Behandlung bestimmter Krankheiten wirksam ist. Ziel ist es ebenfalls eine Dosis-Wirkungs-Beziehung zu ermitteln und diese zu optimieren.

Phase III
Wirksamkeit und Unbedenklichkeitsprüfung. Hauptaugenmerk liegt auf dem signifikanten Wirkungsnachweis und den Nebenwirkungen. Zudem wird das Arzneimittel an einem größerem Patientenkollektiv unter möglichst praxisnahen Bedingungen untersucht. Ziel ist es, eine Marktzulassung für das zu untersuchende Arzneimittel als Therapie zu erhalten.

Phase IV
Nach der Marktzulassung werden Arzneimittel weiterhin in Studien untersucht. Hier achtet man v. a. auf seltene Nebenwirkungen sowie auf Wechselwirkungen mit anderen Arzneimitteln. Des Weiteren erfolgt eine Risiko-Nutzen-Abschätzung. Das Patientenkollektiv wird erweitert auf ältere Menschen oder Patienten, die an mehreren Erkrankungen gleichzeitig leiden.

Nichtinterventionellen Studien
Eine weitere Gruppe klinischer Studien sind die *„nichtinterventionellen Studien“* oder auch „NIS“ genannt (frühere Bezeichnung AWN =„Anwendungsbeobachtungs-Studie“). Hierbei besteht die Möglichkeit einer prospektiven oder retrospektiven Therapiebeobachtung unter Alltagsbedingungen. Im Gegensatz zu klinischen Studien der Phase I bis IV erfordert diese Studie keinen Prüfplan. Sämtliche Therapieentscheidungen sowie Behandlungen erfolgen gemäß ärztlicher Praxis.

Allgemein
Patienten, die an klinischen Studien teilnehmen, werden in ausführlichen Aufklärungsgesprächen über die gesamte Durchführung, Wirkungen und Nebenwirkungen der Studie aufgeklärt. Die erhobenen Patientendaten werden ausschließlich in mindestens pseudonymisierter Form und zu wissenschaftlichen Zwecken weitergegeben. Der Patient hat selbstverständlich die Möglichkeit, jederzeit und ohne Angabe von Gründen von der Teilnahme der Studie zurückzutreten. Die Teilnahme ist stets freiwillig.

34 Burn-out im beruflichen und privaten Bereich

Überforderung im Beruf und die gleichzeitige Verantwortung für sich selbst oder für eine eigene Familie kann zu einer Krankheit führen, die wir heute als „Burn-out“ bezeichnen. Das Burn-out-Syndrom ist gekennzeichnet durch Erschöpfung, Lustlosigkeit und Resignation. Das Gefühl, den Anforderungen im Beruf und der Familie nicht mehr gerecht zu werden, obwohl ein maximales Engagement aufgebracht wird, nimmt überhand. Ruhepausen und Schlafzeiten können nicht mehr ausgenutzt werden, da die Gedanken des Betroffenen nur noch um die Aufgaben kreisen, die in seinen Augen durch ihn nicht erfüllt werden können. Schuldgefühle gegenüber der Familie, insbesondere wie viel Zeit für die Kinder bleibt, und auch gegenüber dem Arbeitsgeber treten auf und führen zu Pessimismus und Frustration. Der Betroffene ist mit sich und seiner Welt unzufrieden und entwickelt nicht selten Aggressionen gegen sich selbst und gegen Menschen, die ihm eigentlich viel bedeuten.

Um nicht in diesen Teufelskreis zu geraten, sollten gerade diejenigen, die ständig mit schwerstkranken Patienten umgehen, auf Frühsymptome achten, wie z.B. Schlafstörungen oder eine Konzentrationsschwäche.

Dann ist es insbesondere wichtig, sich bewusst zu machen, dass ein Problem besteht, denn nur so kann dieses Problem analysiert und ggf. gelöst werden. In medizinischen Berufen können besonders die folgenden Punkte zu der Entstehung eines „Burn-out-Syndroms“ beitragen:

- Ständiger Umgang mit schwerkranken, häufig todkranken Patienten.
- Personalknappheit und damit das Gefühl, zu wenig Zeit für den einzelnen Patienten zu haben.
- Fehlende Teamgespräche.
- Mangelnder Austausch zwischen Arzt und medizinischem Personal. Vermittlung des Gefühls des Nebeneinander- und nicht Miteinanderarbeitens.

- Steigende Erwartungshaltung der Patienten und ihrer Angehörigen. Spagat Familie – Beruf (man nimmt Probleme aus dem Beruf mit nach Hause).
- Einschätzung von Problemen verschiebt sich, z. B. Probleme der Kinder mit Schulkameraden erscheinen viel geringer als die Probleme der todkranken Patienten.
- Keine Zeit mehr für sich selbst. Zeit wird ausschließlich für Beruf und Familie aufgebraucht.

Nachfolgend einige Tipps zur Burn-out-Prophylaxe:

Beruf

Versuchen Sie, Situationen zu vermeiden, von denen Sie schon von vornherein wissen, dass Sie ihnen nicht gewachsen sind, z. B. Gespräche mit Patienten und Angehörigen, die Ihnen nur Vorwürfe machen, oder die Versorgung von exulzerierenden Wunden, die Sie nicht ertragen können.

Suchen Sie Gespräche im Team und versuchen Sie, Ihre persönlichen Probleme zu artikulieren. Häufig werden eigene Probleme erst im Gespräch für den Betroffenen selbst sichtbar.

Behandeln Sie Tumorpatienten nur, wenn Sie an Ihrer Arbeit auch Freude finden, wechseln Sie ansonsten die Abteilung.

Privater Bereich

Teilen Sie die Zeit zu Hause ein. Beziehen Sie Ehe-/Lebenspartner und Kinder mit in die Hausarbeit ein. Sprechen Sie sowohl mit Ihrem Ehe-/Lebenspartner als auch mit den Kindern über Ihre Probleme. Überspanntes und manchmal aggressives Verhalten wird von allen besser verstanden, wenn die Ursache bekannt ist. Konzentrieren Sie sich im Beruf auf Ihre Arbeit, und wenn Sie zu Hause sind, auf Ihre Familie. Eine Vermischung beider Bereiche ist häufig sehr schwierig und problembelastet.

Gönnen Sie sich selbst mindestens einmal pro Woche einen persönlichen Freiraum, in dem Sie z. B. zum Sport gehen, ein Buch lesen oder mit Freunden essen gehen. Ihre Familie muss erkennen und lernen, dass Ihnen Ihr Beruf Spaß macht und Ihnen viel bedeutet. Erzählen Sie zu Hause ruhig, was Sie während des Tages mit Ihren Patienten erlebt haben, sodass Ihre Familie auch an Ihrem Leben außerhalb der häuslichen Gemeinschaft teilnehmen kann. Bitte bedenken Sie immer, nicht nur die Zeit unserer Patienten, sondern auch unsere Zeit auf Erden ist begrenzt. Zeit gehört zu den wertvollsten Dingen, die wir besitzen und wir sollten verantwortungsvoll und zielbewusst mit ihr umgeben; sie ist begrenzt und kann nicht wieder aufgestockt werden.

Literatur

Baile, W. F., Buckman, R., Lenzi, R., Glober, G., Beale, E. A. & Kudelka, A. P. (2000). SPIKES – A six-step protocol for delivering bad news: Application to the patient with cancer. *Oncologist, 5*(4), 302–311. https://doi.org/10.1634/theoncologist.5-4-302

Borchman, P. (2024). *Erstlinientherapie des Hodgkin-Lymphoms.* Verfügbar unter https://redaktion.onkopedia.com/onkopedia/de/wissensdatenbank/wissensdatenbank/hodgkin-lymphom/2024_webinar_onkopedia_hodgkin_v5.pdf

Bollig, G., Famos, R., Fischer, M., Nidermann, E. & Ruegger, H. (2020). *Letzte Hilfe. Schwerkranke und Sterbende begleiten.* Theologischer Verlag.

Bundesgesundheitsministerium. (2015). *Hospiz- und Palliativgesetz (HPG).* Verfügbar unter https://www.bundesgesundheitsministerium.de/service/gesetze-und-verordnungen/detail/hospiz-und-palliativgesetz-hpg.html

Deutsche Stiftung junge Erwachsene mit Krebs. (2024). *Wissen für Dich.* Verfügbar unter https://junge-erwachsene-mit-krebs.de/wissen/

DGHO. (2024). *Wissensdatenbank Onkopedia.* Verfügbar unter https://redaktion.onkopedia.com/onkopedia/de/wissensdatenbank/wissensdatenbank

Drings, P., Brittinger, G., Gaedicke, G., Heimpel, H., Hossfeld, D. K., Huber, C., Meuer, S., Wannemacher, M. & Winkler, K. (1995). Die moderne Krebsbehandlung: Wissenschaftlich begründete Verfahren und Methoden mit unbewiesener Wirksamkeit. *Onkologie, 18*(2), 158–162. https://doi.org/10.1159/000218579

Eychmüller, S. (2020). *Palliativmedizin Essentials.* Hogrefe. https://doi.org/10.1024/85879-000

Gerhard, C. (2024). *Neuro-Palliative Care* (2. Aufl.). Hogrefe.

Gülker, S. (2019). Bronisław Malinowski: Magic, Science and Religion (1925). In C. Gärtner & G. Pickel (Hrsg.), *Schlüsselwerke der Religionssoziologie. Veröffentlichungen der Sektion Religionssoziologie der Deutschen Gesellschaft für Soziologie.* Springer VS.

Kostrzewa, S. & Gerhardt, C. (2010). *Hospizliche Altenpflege. Palliative Versorgungskonzepte in Altenpflegeheimen entwickeln, etablieren und evaluieren.* Huber.

Kübler-Ross, E. (2018). *Interviews mit Sterbenden.* Herder.

Omega. (2013). *Die Menschenrechte Sterbender.* Verfügbar unter https://media.sodis.de/open/omega/Sek_I/Menschenrechte/1IT-Die_Menschenrechte_Sterbender.pdf

Prein, M. (2019). *Letze-Hilfe-Kurs. Weil der Tod ein Thema ist.* Styra.

Saunders, C. (1991). *Leben mit dem Sterben.* Huber.

Schulz von Thun, F. (1981). *Miteinander reden 1. Störungen und Klärungen – Allgemeine Psychologie der Kommunikation* (61. Aufl.).Rowohlt.

Schweitzer, Al. (1995). *Aus meinem Leben und Denken* (10. Aufl.). Fischer.
Seneca. (2023). *Von der Kürze des Lebens – Vom glücklichen Leben.* Reclam.
Virchow, R. (2016).*ogie* (unveränd. Nachdr.). Hanse.
WHO (Weltgesundheitsorganisation). (2003). *Adherence to long-term therapies : evidence for action.* World Health Organization. Verfügbar unter https://iris.who.int/bitstream/handle/10665/42682/9241545992.pdf?sequence=1&isAllowed=y
World Health Organization. (1996). *Cancer Pain Relief.* World Health Organization.

Weiterführende Literatur

Apolinarski, B., Burger, B., Stahmeyer, J. T., Röwer, H. A. A., Schneider, N., Stiel, S. & Herbst, F. A. (2022). Finanzierung von Tageshospizen und palliativmedizinischen Tageskliniken: Ergebnisse quantitativer Befragungen von Einrichtungsleitungen und Krankenkassen in Deutschland. *Gesundheitsökonomie & Qualitätsmanagement, 27*(02), 74–80. https://doi.org/10.1055/a-1640-2460

Apolinarski, B., de Jong, L., Herbst, F. A., Huperz, C., Röwer, H. A. A., Schneider, N., Damm, K. & Stiel, S. (2024). Patients' and Relatives' Preferences for Outpatient and Day Care Services Within End-of-Life Care in Germany – A Discrete Choice Experiment. *Patient Preference and Adherence, 18*, 519–529. https://doi.org/10.2147/PPA.S442047

Apolinarski, B., Ernst, A., Röwer, H., Schneider, N. & Stiel, S. (2023). *Handreichung Empfehlungen für den bedarfsgerechten Auf- und Ausbau von palliativmedizinischen Tageskliniken und Tageshospizen in Deutschland*. Verfügbar unter: https://www.mhh.de/fileadmin/mhh/allgemeinmedizin/downloads/weitere_Downloadelemente/AllPallMed_Abpatite_Handreichung.pdf

Apolinarski, B., Herbst, F. A., Röwer, H. A. A., Schneider, N. & Stiel, S. (2021). Status quo palliativmedizinischer Tageskliniken und Tageshospize in Deutschland: Ergebnisse einer gemischtmethodischen Studie. *Zeitschrift für Palliativmedizin, 22*(04), 215–224. https://doi.org/10.1055/a-1514-8871

Apolinarski, B., Huperz, C., Röwer, H. A. A., Schneider, N., Stiel, S. & Herbst, F. A. (2023). Expert Perspectives on the Additional Benefit of Day Hospices and Palliative Day Care Clinics in Germany: A Qualitative Approach. *American Journal of Hospice and Palliative Medicine, 41*(2), 167–172. https://doi.org/10.1177/10499091231168574

Aulbert, E. & Nauck, F. (2012). *Lehrbuch der Palliativmedizin*. Schattauer.

Benesch, M. & Steiner, E. (2023). *Klinische Studien lesen und verstehen*. Utb. https://doi.org/10.36198/9783838560861

Berger, D. P., Engelhardt, M. & Duyster, J. (2023). *Das Rote Buch. Hämatologie und Internistische Onkologie*. Ecomed.

Bertelsmann Stiftung. (Hrsg.). (2015). *Faktencheck Palliativversorgung – Modul 3 – Überversorgung kurativ – Unterversorgung palliativ? Analyse ausgewählter Behandlungen am Lebensende*. Verfügbar unter: https://www.bertelsmann-stiftung.de/fileadmin/files/BSt/Publikationen/GrauePublikationen/Studie_VV__FCG_Ueber-Unterversorgung-palliativ.pdf

Bollig, G., Heller, A. & Völkel, M. (2016). *Umsorgen von schwererkrankten und sterbenden Menschen am Lebensende*. Der Hospiz Verlag.

Borasio, G.D. (2014). *Selbst bestimmt sterben*. C.H. Beck.

Buckman, R. (1992). *How to Break Bad News. A Guide for Health Care Professionals*. Johns Hopkins University Press.

Cherny, N.I., Gallon, M.F., Kaasa, S., Portenoy, R.K. & Currow, D.C. (2021). *Oxford textbook of palliative medicine* (6th ed.). Oxford University Press.

Coors, M., Jox, R.-J. & in der Schmitten, J. (2015). *Advance Care Planning – Von der Patientenverfügung zur gesundheitlichen Vorausplanung*. Kohlhammer.

Deng, G. & Cassileth, B. (2009). Integrative Oncology: Complementary Therapies for Pain, Anxiety, and Mood Disturbance. *CA: A Cancer Journal for Clinicians, 55*(2), 109–116.

Deutsches Krebsforschungszentrum. (2024). *Krebsinformationsdienst*. Zugriff 01. September 2024 unter https://www.krebsinformationsdienst.de

de Vita, V.T., Lawrence, T.F. & Rosenberg, S.A. (2023). *DeVita, Hellman, and Rosenberg's Cancer: Principles and Practice of Oncology* (12th ed.). Wolters Kluwer.

Eckstein, R. (2015). *Immunhämatologie und Transfusionsmedizin* (7. Aufl.). Urban & Fischer, Elsevier.

Erickson, N., Schaller, N., Berling-Ernst, A.P. & Bertz, H. (2017). *Ernährungspraxis Onkologie. Behandlungsalgorithmen, Interventions-Checklisten, Beratungsempfehlungen – griffbereit*. Schattauer.

Fiedler, C. & Raddatz, B. (2015). *Study Nurse / Studienassistenz*. Springer. https://doi.org/10.1007/978-3-662-45423-7

Grant, S. (2002). *Und er stand doch auf eigenen Füßen*. Felixstowe.

Herbst, F.A., Stiel, S., Damm, K., De Jong, L., Stahmeyer, J.T. & Schneider, N. (2021). Exploring the status and demand for palliative day-care clinics and day hospices in Germany: a protocol for a mixed-methods study. *BMC Palliative Care, 20*(1), 94. https://doi.org/10.1186/s12904-021-00792-5

Holm, E. (2007). *Stoffwechsel und Ernährung bei Tumorkrankheiten. Analysen und Empfehlungen*. Thieme. https://doi.org/10.1055/b-002-39787

Hübner, J. (2024). *Komplementäre Onkologie*. Urban & Fischer, Elsevier.

Huperz, C., Apolinarski, B., Röwer, H.A.A., Schneider, N., Stiel, S. & Herbst, F.A. (2024). Integration von Tageshospizen und palliativmedizinischen Tageskliniken in die regional hospizlich-palliative Versorgungslandschaft – Eine qualitative Untersuchung mittels Fokusgruppen und Interviews. *Zeitschrift für Palliativmedizin, 25*(05), 246–251. https://doi.org/10.1055/a-2286-1262

Husebø, S. & Mathis, G. (2017). *Palliativmedizin*. Springer. https://doi.org/10.1007/978-3-662-49039-6

In der Schmitten, J., Nauck, F. & Marckmann, G. (2016). Behandlung im Voraus planen (Advance Care Planning): ein neues Konzept zur Realisierung wirksamer Patientenverfügungen. *Zeitschrift für Palliativmedizin, 17*(04), 177–195. https://doi.org/10.1055/s-0042-110711

Jahn, P., Gaisser, A., Bana, M. & Renner, C. (2024). *Onkologische Krankenpflege* (7. Aufl.). Springer. https://doi.org/10.1007/978-3-662-67417-8

Jansen, J.-P. (2023). *Schmerzmedizin kompakt: Das Wichtigste für Ärztinnen und Ärzte aller Fachrichtungen*. Urban & Fischer, Elsevier.

Jones, L.W. & Demark-Wahnefried, W. (2006). Diet, exercise and complementary therapies after primary treatment for cancer. *Lancet Oncology, 7*(12), 1017–1026. https://doi.org/10.1016/S1470-2045(06)70976-7

Jox, R.J., Krones, T., Marckmann, G. & in der Schmitten, J. (2024). *Praxisbuch Advance Care Planning. Behandlungsentscheidungen gemeinsam vorausplanen*. Kohlhammer.

Kaiser, F., Damnali, G., Weiglein, T., Haas, M. & Vehling-Kaiser, U. (2016). 18 Monate Mobiler Onkologischer Dienst (MOD) im Onkologischen und Palliativmedizinischen Netzwerk Landshut. *Forum, 31*(4), 282–286. https://doi.org/10.1007/s12312-016-0078-9

Kaiser, F., Kaiser, U., Utke, D., Schattenkirchner, S. & Vehling-Kaiser, U. (2018). Ambulante spezialfachärztliche Versorgung: Erste Erfahrungen von Patienten und Hausärzten. *Zeitschrift für Allgemeinmedizin, 94*, 128–133.

Kaiser, F., Römer, H.C., Trümper, L. & Vehling-Kaiser, U. (2020). *Onkologische Erkrankungen in der Hausarztpraxis*. Urban & Fischer, Elsevier.

Kaiser, F., Sohm, M., Illig, D., Vehling-Kaiser, U. & Haas, M. (2016). Vier Jahre spezialisierte ambulante Palliativversorgung (SAPV) im ländlichen Bereich. *Bundesgesundheitsblatt – Gesundheitsforschung – Gesundheitsschutz, 59*(7), 916–920. https://doi.org/10.1007/s00103-016-2363-2

Kaiser, F., Vehling-Kaiser, U., Hoffmann, A., Schmidt, J. & Kaiser, U. (2020). „Leben heißt nicht nur lebendig zu sein" – Die Wirkung einer Freizeitreise für Palliativpatienten auf Lebensqualität und soziale Integration: eine Analyse mittels audioregistrierter Leitfadeninterviews. *Zeitschrift für Palliativmedizin, 21*(01), 35–42. https://doi.org/10.1055/a-1060-8804

Kaiser, U. & Damnali, G. (2020). Durchführung einer Pflegesprechstunde. *Onkologische Pflege, 3*, 22–27.

Kaiser, U., Kaiser, F., Damnali, G. & Vehling-Kaiser, U. (2024). Die nicht-ärztliche onkologische und hämatologische Pflegesprechstunde. Ein zukunftsorientiertes Versorgungsmodell. *Die Onkologie, 30*(8), 729–734. https://doi.org/10.1007/s00761-024-01545-8

Kaiser, U., Vehling-Kaiser, U., Hoffmann, A., Fiedler, M., Hofbauer, A., Rechenmacher, M., Benning, A., Koller, M. & Kaiser, F. (2024). The complex intervention day hospice – a quality-assured study on the implementation, realization, and benefits with model character for Germany (IMPULS) using the example of "Day hospice Adiuvantes". *BMC Palliative Care, 23*(18).

Kaiser, U., Vehling-Kaiser, U., Hoffmann, A., Grube, M. & Kaiser, F. (2021). Tageshospize – wichtige organisatorische und grundlegende versorgungsrelevante Aspekte aus der Perspektive von Patienten und Angehörigen. *Zeitschrift für Palliativmedizin, 22*(04), 209–214. https://doi.org/10.1055/a-1461-4492

Kaiser, U., Vehling-Kaiser, U., Hoffmann, A. & Kaiser, F. (2022). Inpatient Hospices in Germany: Medical Care Situation and Use of Supportive Oncological Therapies for Symptom Control in Tumor Patients. *Palliative Medicine Reports, 3*(1), 169–180. https://doi.org/10.1089/pmr.2022.0026

Kaiser, U., Vehling-Kaiser, U., Kück, F., Mechie, N.-C., Hoffmann, A. & Kaiser, F. (2020). Use of symptom-focused oncological cancer therapies in hospices: a retrospective analysis. *BMC Palliative Care, 19*(1), 140. https://doi.org/10.1186/s12904-020-00648-4

Kissane, D., Bultz, B., Butow, P. & Finlay, I. (2010). *Handbook of Communication in Oncology and Palliative Care*. Oxford University Press. https://doi.org/10.1093/acprof:oso/9780199238361.001.0001

Knasmüller, S., Misik, M., Parzefall, W. & Wagner, K.H. (2014). *Krebs und Ernährung. Risiken und Prävention – wissenschaftliche Grundlagen und Ernährungsempfehlungen*. Thieme. https://doi.org/10.1055/b-002-92689

Koordinierungsstelle für Hospiz- u. Palliativversorgung in Deutschland. (2024). *Die Charta zur Betreuung Sterbender*. Verfügbar unter https://www.charta-zur-betreuung-sterbender.de/die-charta_leitsaetze.html

Lund, D. (1990). *Eric. Der wunderbare Funke Leben*. dtv.

Maio, G. (2017). *Mittelpunkt Mensch. Ethik in der Medizin*. Schattauer.

Marstedt, G. & Moebus, S. (2002). *Inanspruchnahme alternativer Methoden in der Medizin. Gesundheitsberichtserstattung des Bundes* (Heft 9). Robert-Koh-Institut. Zugriff am: 0. September 2024 unter: https://edoc.rki.de/bitstream/handle/176904/3158/28OCHPB2fJAAs_64.pdf?sequence=1&isAllowed=y

Merten, M. (2016, 19. Oktober). *Sehnsucht nach dem Sterben zu Hause. Ärzte Zeitung*. https://www.aerztezeitung.de/Politik/Sehnsucht-nach-dem-Sterben-zu-Hause-294935.html

Oepen, I. & Prokop, O. (1997). *Außenseitermethoden in der Medizin – Ursprünge, Gefahren, Konsequenzen*. Wissenschaftliche Buchgesellschaft.

Orale Tumortherapie. (2024). *Adhärenz und Sicherheit bei oraler Tumortherapie*. Zugriff am 10. Juli 2024 unter https://oraletumortherapie.ch

Pleschberger, S. & Eisl, C.S. (2016). *Tageshospize. Orte der Gastfreundschaft*. Der hospiz verlag.

Pöhlmann, L. (2020). *Tageshospize. Ein gesundheitliches Versorgungsmodell für Deutschland?* Diplomica Verlag.

Rémi, C. & Bausewein, C. (2022). *Top Medikamente in der Palliativmedizin*. Urabn & Fischer, Elsevier.

Rémi, C., Bausewein, C., Wilcock, A., Howard, P. & Charlesworth, S. (2022). *Arzneimitteltherapie in der Palliativmedizin*. Urban & Fischer, Elsevier.

Rüdiger, H., Hänsel, R. & Gabius, H.J. (2010). Pflanzliche Lektine: Vorkommen, Eigenschaften, Analytik und Bewertung ihrer immunmodulatorischen Aktivität. In R. Hänsel & O. Sticher (Hrsg.), *Pharmakognosie – Phytopharmazie* (S. 705–738). Springer.

Schewior-Popp, S., Sitzmann, F. & Ullrich, L. (2021). *Thiemes Pflege. Das Lehrbuch für Pflegende in Ausbildung* (15. Aufl.). Thieme. https://doi.org/10.1055/b000000432

Schophaus, M. (2008). *Im Himmel warten Bäume auf Dich. Die Geschichte eines viel zu kurzen Lebens*. Goldmann.

Sedlacek, H.-H. (2021). *Onkologie – Die Tumorerkrankungen des Menschen*. De Gruyter.

Sehouli, J. (2014). *Handbuch Klinische Studien. Ein Ratgeber für Ärztinnen, Ärzte und Studienpersonal*. Akademos.

Stiel, S., Ernst, A., Apolinarski, B., Röwer, H.A.A., de Jong, L., Burger, B., Schütte, S., Schneider, N., Damm, K., Stahmeyer, J.T. & Herbst, F.A. (2024). Consensus-based recommendations for the development and expansion of palliative day care clinics in Germany: results of a Delphi study. *BMC Palliative Care, 23*(1), 116. https://doi.org/10.1186/s12904-024-01441-3

Stiel, S., Ernst, A., Röwer, H.A.A., de Jong, L., Burger, B., Schneider, N., Damm, K., Stahmeyer, J.T., Apolinarski, B. & Herbst, F.A. (2024). Empirisch abgeleitete Empfehlungen für den Auf- und Ausbau von Tageshospizen in Deutschland – Ergebnisse einer Delphi-Befragung mit Expert:innen. *Zeitschrift für Evidenz, Fortbildung und Qualität im Gesundheitswesen, 185*, 72–82. https://doi.org/10.1016/j.zefq.2024.01.002

Terjung, T., Stiel, S., Schneider, N. & Herbst, F.A. (2021). *Status, demand and practice models of palliative day-care clinics and day hospices: a scoping review. BMJ Supportive & Palliate online publication*).

Vehling-Kaiser, U., Damnali, G., Weiglein, T., Haas, M. & Kaiser, F. (2016). Mobiler Onkologischer Dienst – Ein Projekt des Onkologisch-palliativmedizinischen Netzwerks Landshut. *Onkologische Pflege, 6*(1), 35–39.

Vehling-Kaiser, U. & Kaiser, F. (2015). *Ratgeber für Angehörige krebskranker Patienten im fortgeschrittenen Stadium*. Onkologisch-Palliativmedizinisches Netzwerk, Landshut. Verfügbar unter: https://www.sapv-landshut.de/images/News/Vehling_Patienten.pdf

Vehling-Kaiser, U., Utke, D. & Kaiser, F. (2018). Tumorpatienten in ländlichen Regionen: Neue Versorgungskonzepte erforderlich. *Deutsches Ärzteblatt, 115*(7), 4–8. https://doi.org/10.3238/PersOnko.2018.02.16.01

Vehling-Kaiser, U., Weiglein, T. & Kaiser, F. (2014). Unterstützung für den Hausarzt. *Deutsches Ärzteblatt, 111*(21), A934–A936.

Autorenverzeichnis

Dr. med. Ursula Vehling-Kaiser
PD Dr. med. Florian Kaiser
Dr. med. Ulrich Kaiser
Kontakt: info@vehling-kaiser.de

Sachwortverzeichnis

B

C

D

E

S

T

U

V

Z